Manfred Wolfersdorf

Depression

Verstehen und bewältigen

Springer-Verlag
Berlin Heidelberg New York
London Paris Tokyo
Hong Kong Barcelona
Budapest

Bilder: Sammlung Evelyn Äugle und Dr. Stefan Bretschneider, Bezirkskrankenhaus Günzburg

Mit 22 Abbildungen, davon 13 in Farbe

ISBN 3-540-57900-1
Springer-Verlag Berlin Heidelberg New York

Redaktion: Ilse Wittig, Heidelberg
Umschlaggestaltung: Bayerl & Ost, Frankfurt,
unter Verwendung einer Illustration von Celia Johnson,
Margarethe Hubauer, Hamburg
Innengestaltung: Andreas Gösling, Bärbel Wehner, Heidelberg
Herstellung: Bärbel Wehner, Heidelberg
Druck: Druckhaus Beltz, Hemsbach
Bindearbeiten: J. Schäffer GmbH & Co. KG, Grünstadt
67/3130 – 5 4 3 2 1 0 – Gedruckt auf säurefreiem Papier

Inhaltsverzeichnis

1 Einführung: Depression – eine seelische Krankheit 1

2 Depressives Kranksein: »Wie es mir geht, wenn es mir schlecht geht« 8

3 Die typische Depression 16
Wie fühlen Depressive? 21
Wie denken Depressive? 24
Schlaf- und Appetitlosigkeit: Vegetative Symptome 29
»Kein Schwung mehr«: Antrieb und Psychomotorik 31

4 Wann muß man an eine Depression denken? 32

5 Ursachen und Auslöser einer Depression 38
Ursachen 38
Auslösung der Depression 49

6 Die verschiedenen Depressionsformen .. 51
Psychogene Depression ... 53
Endogene Depression ... 55
Somatogene Depression ... 56
Depressionen in besonderen Lebenslagen ... 57

7 Sind Depressionen behandelbar? ... 64
Wann ist jemand behandlungsbedürftig? ... 67
Was ist Heilung bei der Depression? ... 73
Was hilft? – Die heutigen Therapieformen ... 76

8 Medikamente in der Depressionsbehandlung ... 78
Was sind, wie wirken Antidepressiva? ... 80
Tranquilizer und Schlafmittel in der Depressionsbehandlung ... 106
Neuroleptika ... 109
Prophylaxe von Wiedererkrankungen: Antidepressiva, Lithium, Carbamazepin ... 111

9 Psychotherapie: Hilft reden? ... 116
Helfender Umgang mit Depressiven ... 116
Methodische Psychotherapie ... 124

10 Fehler, die man machen kann ... 130
Was man als Arzt falsch machen kann ... 130
Fehler, die Depressive machen ... 134

11 Was Arbeitgeber, Nachbarn, Familie und Freunde wissen sollen ... 137

12 Was Angehörige tun können, tun sollen, was sie nicht tun sollen ... 143

13 Unterstützende Therapieformen ... 149

14 Stationäre Behandlung in der psychiatrischen Klinik 153

15 Der suizidgefährdete Depressive 157
Wie kann man eine Suizidgefährdung erkennen? 158
Was kann man zur Suizidverhütung tun? 161

16 Hat eine Depression auch positive Seiten? 164

17 Abschlußbemerkung – eine Art Zusammenfassung 168

Literatur 170

Anhang 174

Vorwort

Trauer und Niedergeschlagenheit sind Erfahrungen, die alle Menschen im Laufe ihres Lebens machen. Wenn wir Abschied nehmen müssen, spüren wir Trauer, nach einem Mißerfolg sind wir vielleicht niedergeschlagen. Doch diese Gefühle gehen vorbei und machen neuen Empfindungen Platz. Was aber, wenn aus der Niedergeschlagenheit kein Weg führt? Wenn Mutlosigkeit, Kraftlosigkeit und Verzweiflung den Betroffenen umfangen und er den Glauben an sich, an die Umwelt und die Zukunft verliert?

Dieses Buch will helfen, die Krankheit, die wir Depression, Schwermut, Melancholie nennen, zu verstehen. Es beschreibt die wichtigsten Erscheinungsweisen und die möglichen Ursachen so, wie ich sie bei den vielen Patienten gesehen habe, die in den letzten 15 Jahren bei uns Hilfe gesucht haben. Anhand von Beispielen soll gezeigt werden, welche Erscheinungsformen die Depression haben kann, welche Ursachen man kennt und welche Hilfen und Behandlungsmöglichkeiten es heute gibt. Denn eine schwere Depression muß behandelt werden, von einem hierfür aufgeschlossenen Hausarzt, von einem Psychiater oder psychotherapeutisch geschulten Arzt oder Psychologen.

Das Buch ist aber auch für Ihre Partnerin, Ihren Partner, Ihre Angehörigen, Freunde und Freundinnen und Ihre Kolleginnen und Kollegen gedacht. Wenn diese verstehen, was es mit Ihrer Krankheit auf sich hat, wird es ihr Zusammenleben und -arbeiten erleichtern.

1 Einführung: Depression – eine seelische Krankheit

In der Depression
lebe ich ohne Sinn und Bewußtsein.
Ich sehe, ohne wahrzunehmen.
Ich fühle ohne Empfindung und Gefühl.
Ich schmecke ohne Genuß.
Ich rieche ohne Empfindung.
Ich denke ohne Geist und Sinn und Phantasie und Kombinationsfähigkeit.
Ich lache ohne Freude.
Ich weine ohne Schmerzensstachel.
Ich bewege mich ohne motorische Harmonie und Ausdrucksvermögen.
Ich kenne weder Hoffnung noch Maß noch Ziel.
Schlaf und Tod sind mir das Erstrebenswerteste.
Ich freue mich nicht, ich begeistere mich nicht, ich liebe nicht, ich trauere nicht.
Ich male nicht, ich spreche nicht, ich dichte nicht, ich singe nicht, ich tanze nicht,
und wenn ich es dennoch tue, dann ohne Ausdruck und Phantasie und ohne dabeizusein,
ohne Leben.
(Gedicht einer depressiven Frau)

Bis heute ist umstritten, ob psychische Krankheiten und psychische Störungen einfach Abweichungen, sozusagen »etwas mehr« von z. B. Traurigkeit sind oder ob es einen qualitativen Sprung gibt, der normales psychisches Erleben von psychischer Krankheit trennt. In

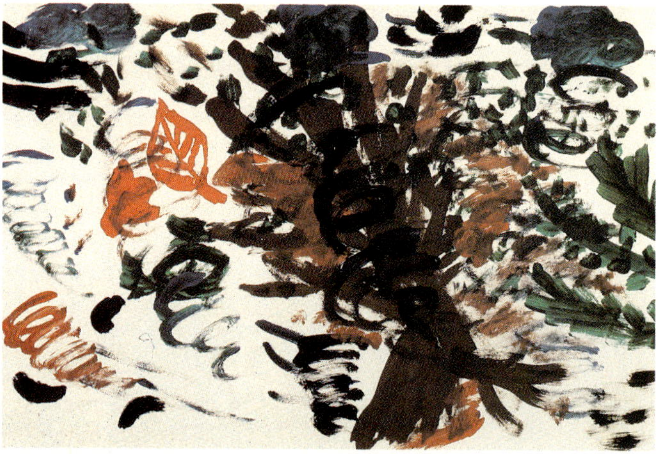

Stürmisches Chaos zum Zeitpunkt der Aufnahme in die Klinik.

der Tat scheint es *Übergangsformen* von der Trauer über die Depressivität bis zur Depression zu geben. In Äußerungen von Betroffenen wie: »Es wurde immer mehr, es kam zuviel zusammen, es wurde mir zuviel, ich habe es dann einfach nicht mehr ausgehalten, ich habe mich so hineingesteigert«, u. ä. kommt dies zum Ausdruck. Häufiger, und insbesondere in der schweren Depression werden jedoch unterschiedliche Empfindungen beschrieben. Auch das obige Gedicht verdeutlicht das Umfassende einer Depression, die keine Blinddarmentzündung, die operiert werden kann, kein gebrochener Arm, der eingegipst oder geschient wird, und auch keine Schnittverletzung ist, die genäht oder mit einem Pflaster geklebt werden kann. Eine Depression umfaßt, beeinträchtigt, ja bedroht den gesamten Menschen in seinem körperlichen Empfinden, seinem Denken, seiner Gestimmtheit, in seinen Gefühlen und seinen Bezügen zur eigenen Person, zum Umfeld, zur Zukunft.

2

Das Beispiel von Frau A. zeigt, daß Depressionskranke genau zwischen allgemeiner Freudlosigkeit bzw. Trauer und Depression unterscheiden:

Die knapp 60jährige Frau A. wird etwa ein Jahr nach dem plötzlichen Tod ihres 71jährigen Ehemannes stationär aufgenommen, nachdem sie mit Tabletten einen Suizidversuch unternommen hatte: »Ich komme einfach alleine nicht zurecht. Wir haben alles gemeinsam gemacht, ich habe mich um nichts kümmern müssen. Ich hatte keine Freude mehr am Leben, obwohl mein Sohn so gut zu mir ist, deswegen habe ich auch versucht, mir das Leben zu nehmen«, klagt sie. »Jetzt stehe ich so ganz alleine da; meine Geschwister sind auch alle viel älter und können das gar nicht verstehen«. Nach dem Tod des Ehemannes war ihr zum Verzweifeln, aber die Hektik der Organisation des Begräbnisses und der Überführung in seine Heimatstadt hätten sie einfach nicht zur Ruhe und zum Nachdenken kommen lassen. »Humor war noch nie meine große Stärke, ich bin ein eher schwermütiger Typ, habe immer alles mitgemacht, war aber nie so richtig dabei. Das geht seit meiner Jugendzeit so, und ich glaube, es hängt damit zusammen, daß ich zwei Stiefmütter gehabt habe und mich besonders mit der zweiten überhaupt nicht verstanden habe«... »Jetzt dachte ich, ich gehe zu meinem Sohn und kümmere mich um das Enkelkind, ich dachte, das sei eine Aufgabe, aber das Kind war so lebhaft. Ich kann nicht mehr denken, ich fühle mich nicht normal, ich kann kaum etwas lesen, auch nicht schreiben, nichts mehr aufnehmen...Einmal erlöst sein, schlafen, von nichts mehr wissen. Wenn ich doch nicht mehr leben bräuchte«, das seien die Gedanken gewesen, die sie in letzter Zeit beschäftigt hätten. Und weiter: »Die große Leere... innerlich wie versteinert, nicht weinen können... ich werd nicht fertig und ich möchte es ja bewältigen können. Wenn was auf mich zukommt, dann regt es mich viel zu sehr auf. Mein Mann hat immer alles gemacht, mir ist immer alles gemacht worden«. Anfänglich habe sie noch unter Weinkrämpfen gelitten, jetzt könne sie nicht mehr weinen, sie tue sich schwer mit dem Denken, im Kopf sei sie unklar, der ganze Geist sei weg, wie wenn ihre Gehirnzellen abgestorben wären. Sie könne jetzt auch nicht mehr trauern. Außerdem halte sie sich für eine Zumutung anderen Leuten gegenüber, weil ihre Haare nach dem Tod des Ehemannes ausgegangen seien, weil sie sich die letzte Zeit nicht mehr attraktiv anziehe, ungepflegt sei und auch keine Zeit mehr für sich selber aufgewendet habe. »Denn ich bin so elendig müde, dösen könnte ich den ganzen Tag... Ob ich mir vorstellen kann, daß sich das wieder verändert? Ich habe keine Hoffnung, am liebsten wäre mir, wenn ich nicht mehr da wäre. Aber ich muß dableiben, ich muß kämpfen, meine Kinder wollen das Beste für mich und ich will doch nur, daß ich für mich selber wieder sorgen kann«. Während eines mehrwöchigen Besuches beim Sohn, der die depressive Mutter eingeladen hatte, um ihr mit der Versorgung des vierjährigen Enkelkindes eine Aufgabe zu geben, hatte sie dann aus einem Gefühl der tiefen Verzweiflung und der Überforderung heraus den Suizidversuch unternommen.

Ein anderer Patient (Herr B.), 60 Jahre alt, 30 Jahre verheiratet, hatte den Tod seiner Ehefrau und den Trauerprozeß gut überstanden. Nach Auflösung des Haushaltes wenige Monate später und Umzug in eine neue, kleinere Wohnung begann er zu grübeln, konnte sich nicht mehr freuen, lag nächtelang wach, begann sich selbst und auch die verstorbene Ehefrau, von der er sich nun verlassen fühlte, anzuklagen und entwickelte Suizidideen. Für ihn lag der Unterschied zwischen Trauer und Depression darin, daß er in der Trauer »lebensfähig« blieb, während er den Zustand der Depression als »Nicht-Trauer« bezeichnete, als Lähmung seiner geistigen Funktionen, seiner Kommunikationsfähigkeit, als Minderung seiner Stimmung, seiner Fähigkeit, Gefühle empfinden zu können, sowie als Beeinträchtigung seiner körperlichen Funktionsfähigkeit.

Diese Beispiele zeigen, wie Betroffene selbst den auf alle Menschen zukommenden Prozeß der Trauer, der natürlich individuell und in der jeweiligen Gesellschaftsform unterschiedlich ausgeprägt sein kann, von einer Depression unterscheiden. In der Depression wird eher von *Nicht-traurig-sein-Können*, von *Nicht-Trauer* gesprochen. Anscheinend geht die Leidensfähigkeit, wie sie in der Trauer, im Abschiednehmen von einem geliebten Menschen noch vorhanden ist, verloren. Auch fällt auf, daß in der Depression nicht mehr so sehr über den Verlust des Partners bzw. der Partnerin geklagt, geweint, getrauert wird, sondern daß eher die Klage über die eigene Lebens- und Leistungsunfähigkeit, über Freudlosigkeit, über Schlafstörungen, das eigene schlechte Aussehen, auch das schlechte körperliche Befinden im Vordergrund stehen. Es scheint, daß Trauer etwas Zielgerichtetes ist, einmal in bezug auf den Verstorbenen, zum anderen aber auch im Sinne einer Entwicklung in eine neue Zukunft hinein, weg vom Verstorbenen, während Depressivität apathisch, antriebslos auf der Stelle verharren läßt.

Ein Grundschullehrer (Herr C), 42 Jahre alt, bereits mehrfach depressiv erkrankt, hat als das für ihn Schlimmste der Depression »das völlige Gefühl der Sinnlosigkeit, das totale Gefühl der Ohnmacht« bezeichnet:

> »Man stößt an seine Grenzen und es geht nicht mehr weiter, man verliert jegliches Selbstvertrauen, jegliches Selbstwertgefühl, wertet sich selber ab und dies geht bis zu Selbstmordideen, so weit, daß meine Kinder oder auch mein Glaube noch einen Sinn für mich darstellen, aber als Halt nicht mehr funktionieren«.

Depression als Krankheit ist auch nicht das, was wir in der Alltagssprache mit Depressivsein meinen. Depressivität oder depressive Verstimmung bezeichnet immer ein Symptom, das (wie z. B. Fieber) bei verschiedenen Erkrankungen auftreten kann. Fieber hat man bei Grippe, bei einer Nierenbeckenentzündung oder einer anderen Infektion. Depressive Symptome können eine Reihe von psychischen, aber auch körperlichen Erkrankungen begleiten. So kennen wir z. B. die Depressivität als länger anhaltende Traurigkeit nach dem Verlust des Partners, nach der Eröffnung einer schweren Krankheitsdiagnose oder die sogenannte Wochenbettdepression durch die hormonelle Umstellung nach der Entbindung.

Wenn in diesem Buch von *Depression* gesprochen wird, ist eine *schwere Krankheit* gemeint, die den ganzen Menschen umfaßt, ihn in seinem körperlichen Befinden, seinem Denken, seiner Gestimmtheit und in seinen Gefühlen, seinen Bezügen zur Umwelt, zur eigenen Person und zur Zukunft bedroht. Die Depression kann den Betroffenen bis hin zur Unfähigkeit, den eigenen Lebensverpflichtungen nachzukommen, beeinträchtigen. In ihren tiefsten und schwersten Ausprägungsformen umfängt sie die Kranken in ihrem Denken und Erleben derart, daß sie über ihr eigenes Leid nicht mehr hinauszuschauen vermögen und den Glauben an sich, an ihre Umwelt, an Hilfsmöglichkeiten und an die Zukunft verlieren. Die Depression wird dann lebensbedrohlich, denn – »Schlafen und Tod sind mir das Erstrebenswerteste« – sie bringt dann die Gefahr der Selbsttötung mit sich.

Der Arzt bezeichnet als Depression im Sinne einer Krankheit einen Zustand, der

- zu Symptomen im körperlichen und seelischen Bereich führt (s. Kap. 3),
- das soziale Leben und die sozialen Beziehungen beeinträchtigt,
- mit Leiden und Krankheitsgefühl einhergeht,
- bereits mindestens zwei Wochen lang unverändert und auch durch sozialen Kontakt nicht beeinflußbar andauert.

Die Depression ist eine psychische Krankheit und es sei unterstrichen, daß Depression nicht Geisteskrankheit bedeutet! Ein depressiv kranker Mensch ist nicht irre oder verrückt, sondern »gemütskrank«. Der Psychiater, der einen Depressionskranken behandelt, ist kein »Irrenarzt« und die psychiatrische Klinik kein »Narrenhaus«. Auch die Befürchtung, die Depression werde schließlich mit Schizophrenie oder Demenz enden, besteht zu Unrecht. Trotz ihres ernsten Charakters gibt es heute viele Hilfs- und Behandlungsmöglichkeiten. Depressives Kranksein bedeutet kein lebenslanges Gefangensein in der Melancholie, der Gemütskrankheit mehr.

2 Depressives Kranksein: »Wie es mir geht, wenn es mir schlecht geht«

Man kann sich dem Verständnis depressiven Krankseins auf zwei Wegen nähern, man kann Betroffene selbst sprechen lassen, wie dies in Krankenblättern, in der Literatur, in Musik, Malerei oder Bildhauerei zum Ausdruck kommen kann, oder die Symptome, die bei depressiven Erkrankungen vorzufinden sind, aus ärztlicher Sicht darstellen. Beide Wege sollen beschritten werden.

Die folgenden Berichte sind Schilderungen von Patienten, die bei uns in Behandlung waren. Einige Einzelheiten wurden aus Gründen des Datenschutzes jedoch geändert.

Die knapp 40jährige Lehrerin (Frau D), seit mehreren Jahren immer wieder depressiv erkrankt, ist erstmals in stationärer psychiatrisch-psychotherapeutischer Behandlung. Sie eröffnet das Gespräch damit, sie sei froh, daß sie jetzt hier (in einem psychiatrischen Krankenhaus) sei: »Ich kann mich fallenlassen«. Ihre Berufsarbeit habe sie noch zum Teil machen können, in der Familie und im Haushalt habe sie aber »nichts mehr geschafft, Angst gehabt vor mancher Arbeit; zu Hause gab es auch schöne Dinge, aber ich war unfähig, diese zu tun«. Damit waren zusätzlich Schuldgefühle verbunden. Es gehe ihr schon seit über einem halben Jahr schlecht: »Es ist ein Auf und Ab, im Winter immer schlechter, im Sommer immer besser. Die Angst kommt, wenn die Tage so kurz sind und die Nächte so dunkel. Jetzt (Winter) denke ich, ich spüre

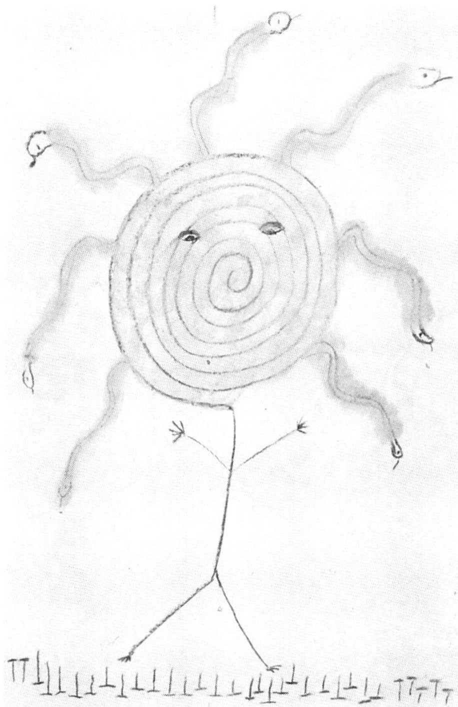

Selbstbildnis: Medusenhaupt, abgemagerter Körper und quälende Spitzen.

eine Übereinstimmung, draußen ist es so dunkel wie in mir«. Sie erzählt dann, sie habe sich in den vergangenen Jahren Strategien des Zurechtkommens angewöhnt, so »das Jahr zu strukturieren, damit ich immer etwas habe, worauf ich mich freuen kann. Wie Stützpfeiler einer Brücke über einen breiten Fluß. Wenn dann aber etwas ins Wanken kam, dann war es für mich ganz schlimm. Dies konnten auch die kleinen Dinge im Alltag sein, z. B. die Frage, ob man ins Thermalbad oder in die Sauna geht«. Und weiter: »Es ist so, als gebe es zwischen mir und der übrigen Welt eine durchsichtige Wand, die manchmal da ist und manchmal nicht. Manchmal komme ich heraus und verletze mich, manchmal komme ich nicht heraus, meine Maske ist perfekter geworden«. Sie leide unter wenig Appetit, habe aber trotzdem immer etwas zugenommen, weil sie immer etwas zum Kauen, Äpfel oder Joghurt oder etwas Süßes gebraucht habe. Das Essen habe aber keinen Spaß gemacht und nichts mit Appetit zu tun. »Nur wenig hat mir noch Spaß gemacht, die Lebensfreude war schon ganz weg«. Sie lächelt dabei und bezeichnet dies als Maske. Was ihr guttue sei, »Aufmerksamkeit zu erfahren,... daß jemand sich dafür interessiert, wie es mir geht. Seit ich hier bin, habe ich wieder viel geheult und es war jedesmal gut; es tut mir gut, weil ich vorher hab nicht mal heulen können. Hier kann ich heulen, so lange ich es brauche und es kommt jemand und streichelt mich, das tut gut«.... »Mit dem Auf und Ab habe ich in den letzten Jahren leben gelernt, es gab immer wieder das Auf und Ab, das hat mir geholfen, aber dieses Jahr kam kein Auf«. Sie habe sich schon den Kopf darüber zerbrochen, warum es nicht mehr nach oben gegangen sei. Sie denkt dann an die Entfernung der Gebärmutter und der Eierstöcke ein Jahr zuvor wegen eines Myoms, wobei sie diese Zeit einschließlich der Erholungszeit in einer Kurklinik nicht belastend empfand. Belastend war es aber, später wieder in der Schule »ständig Kontakte anbieten« zu müssen und anderseits »zu erleben, so viele Jugendliche brauchen mich nicht«. Während des Gesprächs wirkt Frau D. verlangsamt, nachdenklich, wenig schwingungsfähig in der Sprache, auch wenn sie zwischendurch eine Maske sozialen Lächelns aufsetzt.

Herr E., ein 49jähriger Ingenieur, meint, »Es ist das furchtbar Schlimme an dieser Krankheit, daß ich nicht mehr kann, daß mir die Kraft fehlt. Der Antrieb ist weg, ich habe kein Gefühl mehr, keine Ordnung mehr, dabei habe ich alles immer mit viel Engagement gemacht, mit viel Fleiß, aber als Ingenieur im Straßenbau darf ich nicht versagen«. Der fehlende Antrieb, nicht einmal mehr aufstehen können, gequält durch das Grübeln, die Leere im Kopf, in den Gedanken, das Gefühl der Hoffnungslosigkeit und das Gefühl, sich selber zu verurteilen, zu versagen, obwohl man doch nicht versagen dürfe wegen der Verantwortung, sich nicht mehr konzentrieren zu können, nicht mehr in der Lage sein, eine Besprechung vorzubereiten, diese Symptome seien für ihn das Schlimmste an dieser Krankheit Depression.

Frau D. und Herr E. stellen das Nichtkönnen, das Nicht-mehr-leisten-Können, die *Insuffizienz* in den Vordergrund, die auch mit Schuldgefühlen besetzt und als Versagen erlebt wird, sowie das Fehlen von Gefühlen als »Freudlosigkeit« oder »Gleichgültigkeit«. Zeitweise ist noch etwas Ablenkung möglich, insbesondere bei Frau B., und es scheint, als könne sie noch etwas distanziert über sich selber nachdenken.

Frau F., 45 Jahre alt, kommt direkt aus einer Kureinrichtung zur ambulanten psychiatrischen Untersuchung. »Ich bin immer so müde, so fertig, schwindelig und im Kreuz tut mir alles weh. Ich kann nicht mehr soviel machen, auch nach den 6 Wochen Kur; ich habe keine Kraft mehr, in der Kur ist alles nur noch schlimmer geworden; ich bin kein Mensch mehr wie vorher; es geht nicht mehr«, klagt sie. Gleichzeitig berichtet sie darüber, es mache ihr Angst, daß sie nicht mehr so könne, denn sie sei eigentlich immer eine 150%ige Arbeiterin bei der Bundesbahn gewesen, zu Hause habe sie immer alles 150%ig im Haushalt gehabt, auch als Frau wollte sie immer attraktiv, lustig und lebendig sein. So sei auch ihr Ruf in ihrem Freundeskreis. Daß dies jetzt nicht mehr gehe, mache ihr Angst. Zusätzlich habe ihr Ehemann sie nicht verstanden und gesagt: »Reiß' Dich zusammen, Du mußt arbeiten, wir brauchen das Geld. Man sieht Dir doch auch gar nichts an«. Die Gymnastik in der Kur habe nur zur Verschlechterung geführt. Was gut getan habe, sei das Arztgespräch gewesen, doch das habe nur am Anfang und am Schluß stattgefunden. Da habe sie sich verstanden gefühlt. Während der Fahrt von der Kureinrichtung zur ambulanten psychiatrischen Untersuchung habe sie sich aus dem Auto gestürzt: »Ach, es ist mir alles egal, ich kann nicht mehr; es hat schon wieder eine Auseinandersetzung gegeben, weil ich immer so müde bin«. Später stellt sich heraus, daß sie sich schon seit mehreren Jahren immer wieder mit Kreuzschmerzen plagt, sich für die Drogenabhängigkeit ihres studierenden Sohnes verantwortlich macht, als Mutter sich als Versagerin fühlt, daß sie noch heute Angst hat, ihr früher alkoholkranker Ehemann könne wieder rückfällig werden. Nach Suizidgedanken befragt meint sie: »Ich bin schon oft so alleine an der Bahn gestanden, mit mir hat niemand geredet, da ist eine innere Leere, aber ich möchte schon einmal alt werden, und das Gespräch ist mir wichtig, ich bin noch so unzufrieden mit meinem Leben«.

Hier scheint über mehrere Jahre hinweg das Zusammentreffen verschiedener Belastungsfaktoren oder solcher Faktoren, die von der Patientin aufgrund ihres Verantwortungsgefühles als belastend erlebt wurden, zur körperlichen und dann auch zur seelischen Dekompensation geführt zu haben; Psychiater bezeichnen derartige depressive Entwicklungen auch als *Erschöpfungsdepressionen.*

Die 29jährige Frau G. wird von ihrem Ehemann in die Klinik gebracht. Sie zittert und bebt am ganzen Leibe und kann kaum zur Ruhe kommen. Sie schlafe seit 14 Tagen nicht mehr, sie könne nicht mehr einschlafen, wache morgens bereits gegen 5 Uhr auf, grüble dann sehr viel und fühle sich gleich schlecht. »Ich habe mich in die Idee verrannt, daß meine Kinder krank sein müssen«. Der 7jährige Sohn leidet seit etwa einem halben Jahr an Asthma und Neurodermitis, so daß der Kinderarzt nun eine Kur beantragt hat, zu der auch die Mutter mitgehen sollte. Da jedoch die 5jährige Tochter nicht versorgt war, hat die Mutter die Kur für den Sohn und sich selber eine Woche vor Beginn abgesagt. Danach traten Unruhezustände, Schlafstörungen, Grübeln, Selbstanklagen und Schuldgefühle auf. »Ich habe gedacht, er (der Sohn) hat Krebs, dann, ich habe Krebs. Ich hätte es ja verdient, da ich 10 Jahre geraucht habe. Ich habe Schuldgefühle und das Gefühl, da gehöre ich bestraft. Auf einmal ist mir das bewußt geworden, seit die Neurodermitis schlimmer geworden ist. Da war es mir klar, ich bin schuld an der Neurodermitis und das ist nur wegen des Rauchens. Das macht mir Angst. Es ist alles ganz logisch im Kopf, aber nachts kommen die Gedanken, und ich bringe alles durcheinander, ich kann nur noch grübeln«. Sie bekomme die Gedanken nicht mehr aus dem Kopf, obwohl sie andererseits wisse, daß es ihrem Sohn gut gehe. Das Schuldgefühl und der Gedanke, »ich gehöre bestraft«, seien immer da: »Es passiert soviel Elend auf der Welt. Anfang Januar ist ein junger Mann umgekommen, warum passiert das denen? Der war gut. Mir sollte das doch eher passieren«. Andererseits: »Ich bin kein schlechter Mensch. Ich möchte einmal wieder ausschlafen... und dann kommen so Gedanken, so kann ich nicht weitermachen, ob es da nicht besser wäre, man würde nicht mehr leben. Aber dafür liebe ich meine Kinder zu sehr, als sie alleine zu lassen. Ich liebe meine Kinder, meine Kinder lieben mich, ich liebe meinen Mann, er liebt mich«. Sie sei appetitlos, habe sich zu Hause wegen der Kinder gezwungen mitzuessen. Allein zu Hause bleiben gehe nicht wegen der Unruhe, aber sich mit jemandem zu unterhalten, gehe auch nicht. Nachts sei sie in der Wohnung immer hin und her gelaufen und unruhig gewesen. Der Gedanke, sie sei schuld, daß er (der Sohn) krank sei, lasse sie einfach nicht los.

Die 45jährige Frau H. erzählt mit leiser Stimme, sie sei die letzten Wochen jede Nacht wach gewesen, wie ein Tier auf und ab gelaufen, habe immer vor sich hin gesagt, sie könne nicht mehr, sie wolle nicht mehr, alles sei so ein Chaos. Dann sei die Angst gekommen, »daß ich alles falsch mache«, die dann zur Überzeugung geworden sei, es werde etwas passieren, weil »alles chaotisch ist, weil ich das Böse bin, auch für andere Menschen bedrohlich bin«. Nichts mache ihr mehr Freude, sie habe keine Lust mehr, sie schaue nicht mehr in die Post, sie könne sich zu Hause nicht mehr entspannen. Ein Urlaub bei einer Schwester im Ausland führte zu einer Verschlechterung, denn jemand, der das Böse sei, verdiene keinen Urlaub. Sie habe dort versucht, sich in der Badewanne das Leben zu nehmen: »Ich bin am Ende der Kraft angekommen, dann habe ich Ruhe, wenn ich es hinter mir habe«. Sie habe im letzten Moment realisiert, daß sie einen Mann und zwei Kinder habe und sie könne sich diesen Wunsch, jetzt endlich Ruhe haben zu wollen, im Nachhinein nicht mehr erklären.

Bei Frau G. und Frau H. wird die Eingeengtheit des Denkens auf Insuffizienz, Schuld, die Vorstellung, das Böse zu verkörpern oder eine »schlechte Mutter« zu sein, im Sinne eines negativen Selbstbildes deutlich, und zwar in einer Ausprägung, die von psychiatrischer Seite als wahnhafte Einengung, als *depressive Wahnidee* bezeichnet wird.

Die 62jährige Frau I. wird von zwei Freundinnen und ihrer Tochter mit der Bemerkung, »Mutter, das hat alles keinen Wert mehr, Du mußt an die richtige Stelle« ohne Einweisung direkt in die Klinik gebracht. Vor wenigen Tagen hatte der 28jährige Sohn, Maurermeister, von seiner Firma wegen seines Alkoholproblemes die Kündigung erhalten. Der Sohn, ledig, wurde bis jetzt von der Mutter versorgt, die bereits sehr früh verwitwet, als die Kinder noch klein waren, sich für alles verantwortlich fühlt. »Sorgen habe ich mir schon immer gemacht, um alles und alle... und dann habe ich selber auch schon viele Krankheiten gehabt und Operationen, vor einem Jahr auch eine Bypass-Operation«... »und jetzt habe ich gemeint, es gibt keinen Ein- und Ausweg, der Sohn trinkt, kommt dreckig vom Bau, jetzt hat er nichts mehr, wovon er leben kann. Ich werde mit dem allen nicht mehr fertig, habe zuerst nur noch geweint, mich überfordert gefühlt, jetzt bin ich ganz müde, dann aber auch aufgeregt, wollte nicht mehr unter die Leute«. Nachdem die Patientin am Morgen des Aufnahmetages gegenüber einer Freundin geäußert hatte, sie tue sich etwas an, es gehe so nicht mehr weiter, sahen Tochter und Bekannte keine andere Möglichkeit mehr, als die Patientin direkt in die Klinik zu bringen.

Herr J., ein junger 24jähriger Mann »kommt nach einer Grippe mit hohem Fieber nicht mehr auf die Beine«. Nach Beendigung seines Zivildienstes wollte er wieder an der alten Arbeitsstelle als Elektriker anfangen, erlitt dort jedoch einen Kreislaufzusammenbruch. Wenige Tage zuvor war ein Freund, ebenfalls Elektriker in der gleichen Firma, bei einem Starkstromunfall gestorben. Während des Zivildienstes hatte er in einer sozialen Einrichtung gearbeitet und das Umgehen mit Menschen habe ihm sehr viel Spaß gemacht. »Nach einer Erkältung bin ich nicht mehr so richtig auf die Füße gekommen, habe auch nicht mehr so richtig abschalten können. Da sind die Angstgefühle stärker geworden. Das war gerade in meinem Urlaub, da hatte ich vieles vor, es hat mir gestunken, daß ich da nichts mehr getan habe. Ich war immer schon ein unsicherer und etwas ängstlicher Mensch. Schlaflosigkeit, Unruhe und die Angst, wieder im Beruf anfangen zu müssen, das war wohl das Schlimmste«. Die Stimmung sei ziemlich schlecht gewesen, er habe sich sehr »down« gefühlt, habe auch als Musiker (der Patient spielt in seiner Freizeit in einer Band) nichts mehr getaugt, »ich war in der ganzen Zeit lustlos, am liebsten alleine und mußte mich zwingen zu allem, und am Morgen habe ich eine brutale Anlaufzeit gebraucht. Morgens ist mir immer so komisch, so schlecht, abends ist es immer besser«. Nach Selbstmordgedanken befragt gibt er an, »der Gedanke, so möchte ich nicht mehr leben oder so kann ich nicht mehr, der Gedanke, sterben zu wollen, den habe ich nicht gehabt«. Er fühle sich krank und unruhig, »das ist schon eine Krankheit«. Er sei entscheidungsunfähig, die letzten Tage nur noch in seinem Zimmer bzw. im Keller im Übungsraum der Band gesessen, Musik habe ihn nicht mehr angesprochen, er habe nur noch vor sich hingestarrt.

Sicher konnten mit diesen Beispielen nicht alle typischen Krankheitssituationen und -beschreibungen erfaßt werden. Sich depressivem Erleben anzunähern und zu versuchen, sich in das einzufühlen, was depressiv Kranke beschreiben, war Absicht dieses Kapitels.

3 Die typische Depression

Depressiv kranke Menschen leiden unter vielfältigen Beschwerden, die sie dem Partner, den Angehörigen, dem Arzt in Unruhe und Getriebenheit klagen, oder die erfragt werden müssen, da die Kranken in ihrer depressiven Hemmung eher schweigsam, zurückhaltend, zurückgezogen geworden sind und sich in ihrem Leid unwichtig, ja überflüssig und nicht des Ansprechens wert fühlen. Nur bei einem Teil der Patienten kommt die Depression

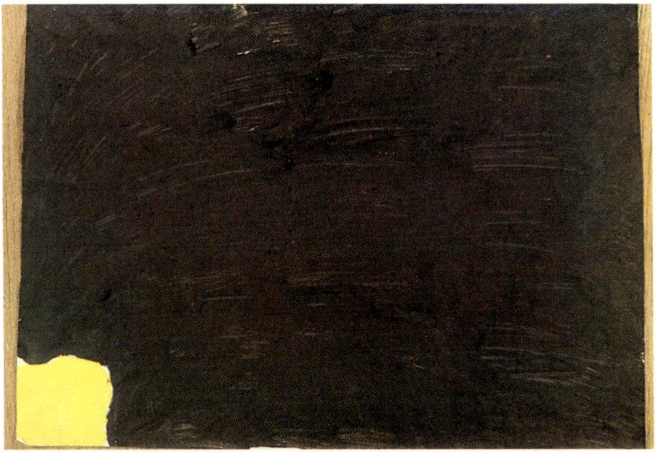

Das Ich in der melancholischen Dunkelheit.

in Haltung, Bewegung und Aussehen gegenüber anderen zum Ausdruck und kann so erkannt werden. Viele depressiv Kranke, vor allem im mittleren und jüngeren Lebensalter, wirken zwar etwas erschöpft oder unruhig-ängstlich, machen aber nicht den Eindruck eines kranken Menschen. »Man sieht mir nicht an, wie es in mir aussieht«, klagen manche Depressive und wünschen sich lieber ein gebrochenes Bein, denn dieses könne man eingipsen, und die Leistungsunfähigkeit, die Kraftlosigkeit, die rasche Erschöpfbarkeit wären erklärbar. »Es kann Dir doch nichts fehlen, Du siehst doch so gut aus«; solche Äußerungen hören Depressive häufig von ihrer Umwelt, wenn diese sich nicht die Mühe macht, nachzufragen und zu versuchen, sich einzufühlen und zu verstehen, was im depressiv kranken Menschen vor sich geht. »Das kannst Du doch schaffen, das muß doch gehen, so gesund, wie Du aussiehst«, so äußert sich Verständnislosigkeit gegenüber dem depressiv kranken Menschen.

Partner, Familie, Umfeld, Öffentlichkeit brauchen deshalb mehr Information über die Krankheit Depression. Diese Aufklärung ist Aufgabe der Psychiater, aber auch die Kranken selbst müssen sich der sicher mühevollen Aufgabe unterziehen, ihren Angehörigen zu erklären, was mit ihnen »los« ist.

Fragt man depressiv kranke Menschen, sammelt, vergleicht die von ihnen angegebenen Symptome und Beschwerden, werden immer wieder einige *Hauptsymptome*, nahezu obligate Symptome der Depression deutlich (Tabelle 1). Diese zu kennen, ist für Angehörige, für den Hausarzt und auch für Betroffene selber wichtig, um rechtzeitig Hilfsbedürftigkeit zu erkennen und Behandlung in Anspruch zu nehmen.

Denn nur selten gibt es Krankheitsfälle, bei denen eine Depression sozusagen über Nacht auftritt und ein am Abend vorher noch völlig gesunder Mensch am

Tabelle 1. Hauptsymptome depressiver Erkrankungen.

Affektive und kognitive Symptome

- Depressive Herabgestimmheit, depressive Verstimmung
- Freudlosigkeit, Gefühllosigkeit, Nicht-weinen-Können, Weinkrämpfe, Verzweiflung, Dyphorie
- Globale Angszustände (vor allem, was auf einen zukommt)
- Angst vor dem Tag und seinen Anforderungen, objekt- und situationsbezogene Ängste, Zukunfsangst, übersteigerte Befürchtungen
- Grübelzustände, Gedankenkreisen, Denkhemmung, Leergefühl im Kopf, Monotonie in der Sprache
- Selbstvorwürfe wegen Nichtkönnen (Insuffizienzgefühl), Versagen und Minderwertigkeit (Selbstwertstörung), Nichtgeliebt-, -geschätzwerden (Selbstwertstörung), Schuld (Selbstverurteilung, -anklage), Klage über materielle Probleme oder körperliche Befindlichkeit (Hypochondrie)
- Gefühl von Hilflosigkeit, Hoffnungslosigkeit; negative Selbsteinschätzung
- Depressiver Wahn: Verarmungs-, Schuld-, Versündigungs-, Untergangs- und hypochondrische Ideen
- Ruhe- und Weglaufwünsche, Todeswunsch, Suizidideen als Erwägung, Einfall; Suizidabsicht, frühere Suizidalität
- Klagen über subjektiv erlebte Merk- und Konzentrationsstörungen

Antriebs- und psychomotorische Störungen

- Lust- und Antriebslosigkeit, Nichtkönnen; Hektik
- Psychomotorische Agitiertheit, Getriebenheit
- Psychomotorische Hemmung, Stupor

Tabelle 1. Fortsetzung.

Vegetative Symptome

- Globaler Vitalitätsverlust mit rascher Erschöpfbarkeit, Müdigkeit, Kraftlosigkeit
- Leibgefühlsstörungen (Druck-, Spannungs-, Schweregefühl)
- Appetitstörung, Gewichtsabnahme, Obstipation
- Schlafstörungen (Ein-, Durchschlafstörung, zerhackter Schlaf, morgendliches Früherwachen, fehlende Erholung)
- Tagesschwankungen (Morgentief, abendliche Aufhellung)
- Saisonale Abhängigkeit der Depressionsauslösung
- Libidostörungen, Impotenz beim Mann, Dysmenorrhoe bei der Frau

nächsten Tag tief depressiv herabgestimmt ist; meistens entwickelt sich eine depressive Erkrankung über Wochen und Monate hinweg und beginnt eher schleichend mit Veränderungen im Bereich der Vitalität, des Gefühls körperlicher Leistungsfähigkeit, mit Schlafstörungen, Libidostörungen, reduziertem Appetit, mit Rückzugstendenz und erhöhter Erschöpfbarkeit. Daneben gibt es auch depressive Erkrankungen, die im Anschluß an ein auslösendes, meist sehr kränkendes oder belastendes Ereignis auftreten und manchmal mit einem Suizidversuch einhergehen.

Wenngleich die Depression ein breites Symptombild bieten kann, gibt es doch bestimmte *Symptome, die üblicherweise nicht zur Depression gehören.* Ein Depressionskranker ist in der Regel nicht bewußtseinsgetrübt und auch nicht desorientiert, d. h. er ist voll und klar bei Bewußtsein, auch in der tiefen Depression, und er ist immer zur Zeit, zum Ort, zur Situation und zu seiner eigenen Person orientiert. Wenn Symptome wie Bewußtseinstrübung (z. B. schläfrig, kaum ansprechbar) oder wenn Zeichen von Desorientiertheit (z. B. bezüglich des Ortes oder der Zeit) auftreten, ist immer und in erster Linie an eine organische Störung zu denken, so z. B. an eine Vergiftung (Medikamentenüberdosierung, häufig als Selbsttötungsversuch) oder an eine organische Erkrankung im Bereich des Gehirns (z. B. Hirnblutung, Hirntumor, andere organisch bedingte Störungen der zerebralen Funktionstüchtigkeit).

Neben dem Gespräch mit dem depressiv Kranken zur Erhebung eines psychischen Befundes und zum Verstehen seiner Klage und seiner Befindlichkeit ist immer auch eine körperliche (internistisch-neurologische) ärztliche Untersuchung erforderlich, außerdem die Abnahme eines Elektroenzephalogramms (EEG), die einer kranialen Computertomographie (CCT) und bei einer medikamentösen antidepressiven Therapie auch ein Elektrokardiogramm (EKG); Laboruntersuchungen bestimmter Blutwerte sind ebenfalls selbstverständlich.

Denn eine depressive Verstimmung kann als Symptom auch bei vielen anderen Erkrankungen auftreten; belastende, lebensverändernde und -verkürzende körperliche Erkrankungen (z. B. unterschiedliche Stadien von Krebserkrankungen), chronische Erkrankungen (chronische Polyarthritis) mit Schmerzen, Bewegungseinschränkungen, überhaupt chronische körperliche Erkrankungen, die zu Lebensbeeinträchtigungen führen, aber auch andere psychische Erkrankungen (z. B. chronischer Alkoholismus, auch im Rahmen einer Schizophrenie) können zu depressiven Symptomen führen. Die Behandlung orientiert sich dann aber an der Grunderkrankung unter Einbeziehung der depressiven Verstimmung und nicht allein am depressiven Symptom. Solche depressiven Symptome im Rahmen einer körperlichen oder einer anderen psychischen Erkrankung werden auch als sekundäre Depression oder als Depressivität bezeichnet.

Wie fühlen Depressive?

Grundsätzlich ist festzuhalten, daß es sich bei der Depression nach heutiger Ansicht um eine »affektive Störung« von Krankheitswert handelt. Affektive Störung meint dabei, daß das obligate und Hauptsymptom in der *Störung von Stimmung (Gestimmtheit) und Gefühlen* zu suchen ist.

Jeder Mensch kennt das Phänomen, früh morgens aufzuwachen und sich in einer bestimmten Weise zu fühlen, »gestimmt« zu sein für den Tag. Diese Gestimmtheit beeinflußt dann auch unsere Leistungsfähigkeit, die Kommunikationsfähigkeit, die Bereitschaft, auf Menschen einzugehen, insgesamt die Arbeits- und Beziehungsfähigkeit. Wenn einem schon in der Früh »eine Laus über die Leber gelaufen ist«, dann ist »der Tag schon gelaufen«; so ein gängiges Wort. Die Gestimmtheit eines Menschen beeinflußt seine körperliche Befindlichkeit und Leistungsfähigkeit, wirkt sich auf seine Kommunikationsbereitschaft und -fähigkeit aus, sie ist längerfristig überdauernd, nicht nur ein kurzes Strohfeuer.

Das Gefühl der *depressiven Herabgestimmtheit* läßt sich so beschreiben, als wäre der Hauptwasserhahn zu einem Haus abgedreht, so daß aus jedem Wasserhahn im Haus nur noch Tropfen kommen. Manche Patienten sprechen auch von »Humorlosigkeit« («Oh, Herr Doktor, früher hat mich der Dreck auf der Straße gefreut, heute spricht mich nichts mehr an. Mir fehlt der Humor«, wie es ein schwäbischer Bauer nannte) und sie meinen damit, nicht nur »keine gute Stimmung« zu haben, sondern auch *nicht mehr aufhellbar*, z. B. durch Zuwendung oder nicht mehr schwingungsfähig bei sozialem Kontakt mit anderen Menschen, beim Erleben von Zuwendung, Freude oder auch ärgerlichen Ereignissen zu sein (Abb. 1). Besonders in der schwereren oder in der sogenannten tiefen Depression ist diese depressive Herabgestimmtheit deutlich. Nicht nur darüber, sich nicht mehr freuen zu können, sondern auch über die Unfähigkeit, weinen zu können, wird berichtet. »Ich kann mich nicht ablenken, ich kann mich nicht freuen, nicht mal über mein Kind«, klagte eine junge Mutter mit einer Wochenbettdepression, »ich spür' in mir, daß etwas nicht mehr so ist wie vorher und dann merke ich, daß ich zu meiner Tochter keine gefühlsmäßige Beziehung habe«. Liebesgefühle wirken wie erloschen, Mutter-Kind-Gefühle werden leer, Partner empfinden eine emotionale Eiszeit. Das Schwierige daran ist, daß ein gesunder Mensch dies nur schwer nachvollziehen und, vor

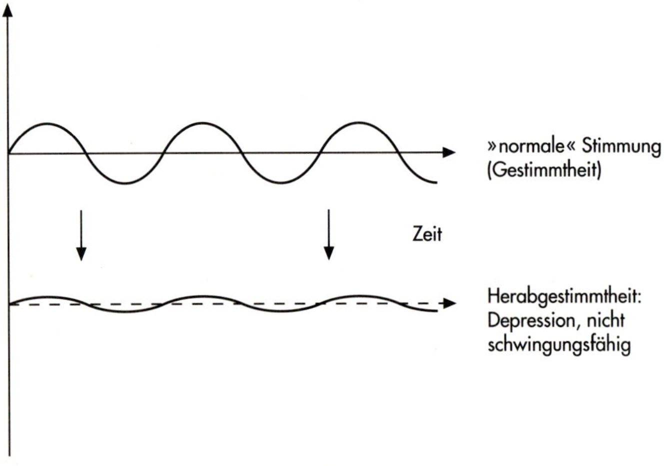

Abb. 1. Herabgestimmheit.

allem wenn ein derartiger Zustand länger dauert, kaum damit umgehen kann, weil eben zwischenmenschliche Beziehungen auf der Ebene von Gefühlen ablaufen. Manche Patienten beschreiben auch, ihre Gefühle seien innerlich im Brustkorb erstarrt oder würden da »wie gefrorene Tränen« oder »wie ein schwerer Stein« drücken.

Daneben gibt es auch Patienten, die weniger unter einer globalen depressiven Herabgestimmtheit leiden, sondern deren *depressive Verstimmung* sich als ein Schwingen um eine normale Stimmungsachse zeigt, welche sowohl Traurigkeit, Weinen und Weinkrämpfe, Jammrigkeit, als auch aggressive Gereiztheit umfaßt. Die Beobachtung, daß ein depressiver Mensch im Gespräch von tiefer Verzweiflung mit Weinkrämpfen bis zu vorwurfsvoll-aggressiv getönten Anklagen z. B. gegenüber Menschen, von denen er sich nicht verstanden fühlt, reichen kann, spricht nicht gegen eine Depression, sondern zeigt, daß dieser Mensch noch schwingungsfähig, beeinflußbar ist durch Kommunikation, wenngleich der überwiegende Teil seiner Gestimmtheit durch Depressivität gekennzeichnet ist.

Begriffe, die in diesem Zusammenhang auch zur Beschreibung der Gestimmtheit verwendet werden, sind z. B. sich bedrückt, niedergeschlagen, trostlos, resigniert, quälend, schwermütig zu fühlen, unfähig zu sein zum Trauern oder zum Weinen, ja unfähig, überhaupt etwas empfinden und genießen zu können (Gefühl der Gefühllosigkeit).

Angstgefühle werden bei den meisten depressiven Patienten gefunden. Am häufigsten ist die globale Angst vor allem, was auf einen zukommt, die den morgens früh erwachten Depressiven bereits befällt, wenn er an seine Verpflichtungen, an die Abläufe des Tages, an die Dinge, die geleistet werden sollen und müssen, denkt. Aber auch Ängste bezüglich der Zukunft, die meist als hoffnungslos und grau gesehen wird, Ängste, von anderen nicht verstanden, nicht gemocht, nicht akzeptiert zu werden, konkrete Ängste, den Partner zu verlieren, alleine nicht lebensfähig zu sein, werden berichtet. Daneben kann es zahlreiche Befürchtungen geben, die sich auf die körperliche Befindlichkeit, auf die Folgen der jetzigen Erkrankung, auf Handlungen in der Depression, auf Wirkungen und Nebenwirkungen der Therapie usw. beziehen. Phobische Ängste, also situations- bzw. objektbezogene Ängste können ebenfalls auftreten, sind insgesamt jedoch seltener im Vergleich zu der fast generellen und globalen Angst vor den Ansprüchen des Tages und des Lebens, das bewältigt werden muß.

Wie denken Depressive?

Auch hier ist anzuführen, daß depressiv kranke Menschen grundsätzlich nicht anders denken als psychisch gesunde. Auch sie sind im wesentlichen bewegt durch die von Kultur, Zeit und Gesellschaft bestimmten Gedanken und Sorgen. So dreht sich auch das Denken depressiv kranker Menschen um Leistungsfähigkeit und die Erfüllung von Leistungsansprüchen, um Beziehungs- und Liebesfähigkeit sowie Wertschätzung, also um das Selbstwertgefühl, um Gesundheit und körperliches Befinden, um Sicherung der existentiellen Situation, also finanzielle und materielle Fragen, und letztlich um die Einbettung in religiösen Überzeugungen.

Doch bei depressiv kranken Menschen, insbesondere in der tiefen Depression, wird aus der Sorge des Gesunden, aus der Alltagssorge die beherrschende Thematik, auf die das gesamte Denken, sozusagen die gesamte Denkkapazität immer mehr eingeengt wird. So dreht sich in der schweren Depression das Denken häufig nur mehr um ein oder zwei Themen, z. B. darum, weil man nicht leistungsfähig sei, insuffizient und ein Versager zu sein, auch evtl. noch selber schuld daran zu sein, da man hätte Vorsorge treffen können, und deswegen auch nicht mehr der Anerkennung, der Wertschätzung, der Liebe anderer Menschen wert zu sein.

Insuffizienzgefühle, Versagens- und Minderwertigkeitsgefühle, Schuldgefühle gegenüber anderen, übersteigerte Sorge um die körperliche Befindlichkeit, was als Hypochondrie bezeichnet wird, oder auch Schuldgefühle gegenüber religiösen Normen (religiöses Schuldgefühl, Versündigungsideen) sind die Hauptthemen depressiv kranker Menschen.

»Ich sollte mich um meine Kinder kümmern, ich sollte doch in die Arbeit gehen, ich sollte doch...« oder »ich müßte doch...« sind häufige Selbstanforderungen und Selbstanklagen des Depressiven. Tellenbach (1961), der mit seinem Buch über die Melancholie berühmt wurde, hat einmal gesagt, daß depressiv kranke Menschen immer und gleich, unter welchen Bedingungen, und das ganze Leben lang und unabhängig davon, was geschehe, leisten möchten. Sie seien eingeschlossen (von Tellenbach als Inkludenz bezeichnet) in einer engen und überhoch normorientierten Welt, in der 150%iges Leisten schon fast zu wenig sei; und sie erleben jegliches Zurückbleiben (Remanenz) hinter diesen Normen, gleich aus welchen Gründen (so z. B. in Folge einer körperlichen Erkrankung, einer Umorientierung im Betrieb) als persönliches, schuldbesetztes Versagen, das sie immer sich selbst und nie anderen oder einem System zuschreiben würden. Der Zeiger der Schuld zeige immer auf den Depressiven selbst, wurde dies von einem anderen Psychiater formuliert.

Jeder Mensch verfügt über eine Reihe von Mechanismen, sein *Selbstwertgefühl* bei den alltäglichen Fehlern und Versagenszuständen zu korrigieren, um sich das Gefühl zu erhalten, doch jemand zu sein, der leistungsfähig, liebenswert und geschätzt ist. Wenn ein depressiver Student bei einer Prüfung durchfällt, wird er dies nie dem Multiple-choice-System oder der schlechten Lehrbefähigung des Dozenten oder seiner fehlenden Vorbereitung zuschreiben, sondern er wird es als Bestätigung einer Grundeinstellung zu sich selbst sehen, nämlich immer schon »nichts getaugt« zu haben, weniger leistungsfähig als andere gewesen zu sein, deswegen auch weniger wert zu sein, weniger wertgeschätzt zu werden, und er wird auch der Ansicht sein, daß er zur Wiederholung der Prüfung gar nicht anzutreten brauche, weil sich das Ganze noch einmal bestätigen würde, daß er für diesen Beruf überhaupt nicht geeignet sei und auch keine Zukunft darin habe. Aaron Beck (1967) hatte dies als *kognitive Störung bei Depressiven* beschrieben und damit die Grundeinstellung vieler Depressiver, minderwertiger, leistungsunfähiger, weniger liebenswert und immer auch schuldiger zu sein als andere, charakterisiert. Nach Beck (1967) ist dies eine Denkweise (Attributionsstil), die depressiv kranke Menschen bereits vor ihrer Depression auszeichnet, wie auch Tellenbach mit seiner Beschreibung zur Depression neigender Menschen als perfektionistisch, überordentlich, leistungsangepaßt, unrealistisch von sich fordernd nicht nur den bereits depressiv erkrankten, sondern den depressiv strukturierten Menschen, der vermehrt zur Depression neigt, meinte. Seligman (1979), der sich als Psychologe ebenfalls sehr mit depressivem Denken beschäftigt hat, verwies immer wieder auf die Hilflosigkeitseinstellung Depressiver, nämlich die Überzeugung, an der eigenen Lebenssituation, Zukunft, der eigenen Befindlichkeit nichts tun zu können, sondern sich selbst, anderen und dem Schicksal hilflos ausgeliefert zu sein. Er hat dies als »gelernte Hilflosigkeit« beschrieben und auf die Erfahrung im Leben Depressiver zurückgeführt, tun zu können, was man wolle, aber nie Erfolg zu haben. Daß große Firmen, Behörden, Großstädte, mächtige Konzerne u. ä. häufig bei der einzelnen Person, die an diese Institution herantritt, Gefühle von Ohnmacht, Ausgeliefertsein und Hilflosigkeit auslösen, spielt eine Rolle in der Diskussion, ob depressive Störungen in unserem Jahrhundert zugenommen haben.

Das zentrale Thema depressiver Menschen ist immer wieder das *Nichtkönnen.* Die Kluft zwischen Sollen und Können, dieses »Schulden« kann sich dann von sogenannten überwertigen Ideen, die das Denken beherrschen, jedoch noch Korrekturen zulassen, hin zur extremen Form des depressiv-melancholischen Wahns verdichten. Unter einem *Wahn* versteht man dann die absolute Überzeugtheit von einer unrichtigen Folgerung aus einer realen Situation, die durch Realität nicht korrigierbar und argumentativer Überzeugung unzugänglich ist. Dabei ist die Wahnsymptomatik beim depressiv Kranken nicht zu verwechseln mit Wahn und Halluzination schizophrener Patienten. Der Wahn depressiv kranker Menschen wird von ihnen selbst häufig als übersteigerte Angst (»das ich mich da so hineinsteigern konnte«) betrachtet, als Ausdruck einer tiefen Lebens- und Todesangst, einer Gewißheit von übergroßer, nicht sühnbarer Schuld und elendiglichem Zugrundegehen. Der depressive Wahn umfaßt, generalisiert oder auch als einzelne Idee, am häufigsten die Themen von Schuld und Versündigung, von Zurückbleiben hinter moralisch-ethischen Normen und Entwicklungsansprüchen, von Verarmung und Untergangsgewißheit durch selbstverschuldeten Verlust von Mitteln zum Leben, von körperlichem Zerfall und

Schwinden, auch hier selbstverschuldet durch Vernachlässigung und Unterlassung. Dabei türmt sich die ständig anwachsende Schuld ins Unermeßliche und geht oft im Sinne der Selbstbestrafung bzw. im Sinne der Befreiung der Welt von einem derart schuldigen Menschen mit ausgeprägter Suizidgefahr einher.

Viele Depressionskranke beschreiben quälende *Grübelzustände*, ein Kreisen der Gedanken, ein tretmühlenhaftes Verharren und Gefangensein in immer den gleichen Spuren, das dann besonders stark wird, wenn äußere Ablenkungs- und Entlastungsmöglichkeiten fehlen oder scheinbar nicht mehr zu erreichen sind. Daneben steht das Gefühl der »Leere« im Kopf, der Einfallslosigkeit, oftmals einhergehend mit Verlangsamung von Gedanken, die wie durch einen Nebel unscharf, zähflüssig, farblos bis ins Endlose einhergehen und eher an dumpfes Brüten denn an Denkvorgänge erinnern. Die Sprache ist monoton mit großen Pausen und langsamer Formulierung.

Daß in der tiefen Depression der *Wunsch nach Ruhe*, nach Pause, nach Unterbrechung eines gequälten Lebens naheliegt, ist offensichtlich. Hierher gehört auch der Gedanke, eher tot sein zu wollen, als so weiter leben zu müssen, oder auch der bereits konkretere *Suizidgedanke.* Bei der Entwicklung von der Suizididee zur Suizidabsicht, also dem Gedanken oder der erklärten Absicht, sich das Leben nehmen zu wollen, spielen Hoffnungslosigkeit, manchmal eine Wahnsymptomatik, manchmal sogar die altruistische Vorstellung, ohne den depressiven Menschen gehe es anderen, z. B. der Familie, besser, eine Rolle. Die meisten depressiv kranken Menschen leiden unter Todeswünschen und Suizidideen und sind der Vermittlung von Hoffnung und kompetenter Behandlung zugänglich. Trotzdem ist die Depression auch heute noch die tödlichste psychische Erkrankung, insbesondere was die schwer- und schwerstdepressiv Erkrankten anbelangt. Angehörige und Ärzte müssen hellhörig sein, Hinweise auch indirekter Art aufgreifen und vor allem immer offen, ernstnehmend, akzeptierend und direkt nachfragen, um die Situation zu entlasten, zu klären und das weitere Vorgehen besprechen zu können.

Schlaf- und Appetitlosigkeit: Vegetative Symptome

Die vegetativen oder *psychosomatischen* Klagen depressiven Krankseins umfassen unterschiedliche Beschwerden, die vom globalen Vitalitätsverlust mit rascher Erschöpfbarkeit, Ermüdbarkeit, Kraftlosigkeit bis zu konkreten organbezogenen Beschwerden wie z. B. Zyklusstörungen bei depressiven Frauen reichen.

Nahezu immer vorhanden sind *Schlafstörungen*, wobei neben den Einschlafstörungen vor allem bei schwerer depressiven Patienten auf den insgesamt verkürzten Schlaf mit nächtlichem Wachliegen und wiederholtem Aufwachen, frühem morgendlichem Erwachen, fehlendem Erholungsgefühl hinzuweisen ist. Als typisches Morgentief bezeichnet man das Erwachen zwischen 2 und 4 Uhr, wobei der Depressive sich dann sofort oder sehr rasch herabgestimmt, ängstlich-unruhig und in seinen depressiven Gedanken gequält erlebt. Kommt es dann im Laufe des Tages, meist im Laufe des Nachmittags zu einer deutlichen Besserung, spricht man von Tagesschwankungen und unterscheidet ein Morgentief von einer sogenannten abendlichen Aufhellung. Morgendliches Früherwachen und *Tagesschwankungen* werden genauso wie das Auftreten von Depressionen zur Winterszeit (sog. saisonale Depressionen) als Hinweis auf eine chronobiologische Störung bei depressiv

Kranken, also als Hinweis auch auf eine biologische Seite der Depressivität verstanden.

Appetitstörungen, Appetitlosigkeit bis zu Ekelgefühlen gehören ebenso schon immer zur Depression wie auch die chronische *Obstipation*, das Darniederliegen der Funktionen im Bereich des Magen-Darm-Traktes; letzteres ist nicht nur eine Nebenwirkung von bestimmten Antidepressiva, sondern kommt schon vor der medikamentösen Behandlung vor.

Libidostörungen gehören nahezu immer zur Depression, womit sexuelle Lustlosigkeit gemeint ist, beim Mann auch Erektionsunfähigkeit, bei der Frau fehlende Anfeuchtung der Schleimhäute und ausbleibende sexuelle Erregung. Auch Zyklusstörungen wie Dysmenorrhoe bis zur Amenorrhoe können bei Frauen in der Depression auftreten.

Viele Depressive klagen auch über Druck- und Spannungsgefühle. Diese *Leibgefühlsstörungen* sind Störungen des gesunden Körpergefühles ohne organischen Befund. Typisch sind hier das sogenannte Helmgefühl über dem Kopf mit Druck auf den Schläfen, Druckgefühle hinter den Augen, aber auch Schweregefühle im Brustkorb oder in der Magengegend, überhaupt Schwere-, Spannungs- und Druckgefühle.

Daß Depressive überhaupt eine eher gebeugte Haltung, bei Verlangsamung der Psychomotorik einen schlurfenden Gang mit eingeschränkten Mitbewegungen, fast an Parkinson-Patienten erinnernd, aufweisen, ist bekannt. Wegen der nachweislich erhöhten Muskelspannung im Bereich des Gesichtes und der Schultern, sind Massagen, Wärmeanwendungen und Krankengymnastik bei depressiven Menschen nützlich.

»Kein Schwung mehr«: Antrieb und Psychomotorik

Die *globale Antriebslosigkeit*, die Lustlosigkeit wird vom Patienten als »es kostet mich soviel Kraft« oder »es ist, als würde mich etwas zurückhalten« beschrieben. Sie kann auch umschlagen in eine hektische, fast umtriebige Überaktivität, aus der heraus viele Dinge angefangen, keines vollendet wird. Äußerlich kann sich das als Getriebenheit bis zum sinnlosen Auf- und Ablaufen, ohne Ruhe zu finden, ausdrücken. Die *psychomotorische Agitiertheit* geht häufig mit Angst einher. Auf der anderen Seite steht die *psychomotorische Hemmung*, das klassische Bild der Melancholie mit eingefrorener Mimik und Gestik, fehlender Mitbewegung der Arme, gebeugter Haltung, Verlangsamung in Sprache und Denken, Monotonie in der Sprache, fehlender Schwingungsfähigkeit usw. Die Extremform ist der depressive Stupor, bei dem der Depressive sozusagen in wahnhafter Todesangst erstarrt ist.

4 Wann muß man an eine Depression denken?

In Tabelle 2 sind diejenigen Symptome (und Verhaltensweisen) aufgelistet, bei denen der Hausarzt, aber auch Angehörige an die Möglichkeit einer Depression bzw. an das erneute Auftreten einer Depression denken müssen. Grundsätzlich muß einem natürlich erst einmal einfallen, daß auch eine depressive Erkrankung möglich ist. Dies gilt z. B. bei alten Menschen, bei denen Depres-

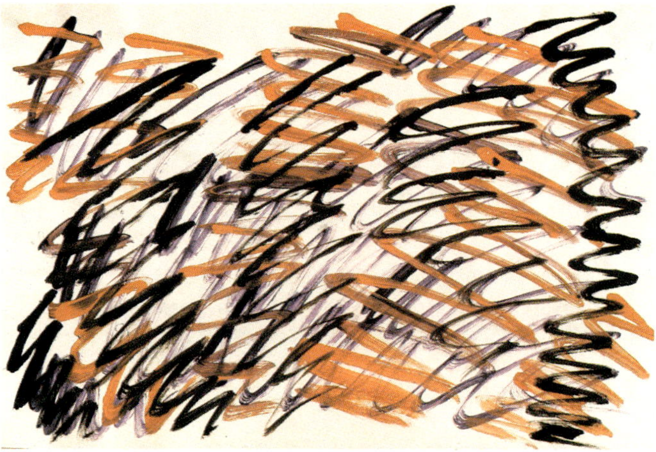

Helle und dunkle Farbe zeigt den Kampf zwischen negativer und positiver Weltsicht.

Tabelle 2. Bei welchen Beschwerden muß man auch an eine Depression denken?

- Klagen über Veränderungen der Stimmung, Abnahme von Interesse, Antriebs- und Wertlosigkeit, Schlafstörungen (Klagen des Patienten bzw. seiner Angehörigen über ihn)
- Klagen über rasche körperliche Erschöpfbarkeit, Mattigkeit, im Gegensatz zu sonst
- Gedanken an Selbstmord, Todes- oder Ruhewünsche
- Zunehmende Selbstvorwürfe, -anklagen, unangebrachte Schuldgefühle, überstarke Sorge um Angehörige
- Überstarke Äußerungen von Resignation, Perspektivelosigkeit, Hoffnungslosigkeit
- Längerdauernde Appetitlosigkeit mit Gewichtsverlust
- Gefühle von Trauer, Freudlosigkeit u. ä., länger als zwei Wochen nicht aufhellbar
- Chronische Schmerzen ohne ausreichende körperliche Ursache
- Merk- und Konzentrationsstörungen ohne Hinweis auf einen hirnorganischen Prozeß
- Offensichtliche depressive Herabgestimmtheit oder Verstimmung
- Chronische Schlafstörungen, vor allem mit Früherwachen

sivität oft sozusagen als Normalzustand betrachtet wird. Jedoch ist auch im höheren Lebensalter eine Depression keine zwangsläufige Folge des Alterungsprozesses, sondern ein behandlungsbedürftiger Zustand. Die Angaben zur Häufigkeit von Depressionen bei älteren Menschen jenseits des 60. oder 65. Lebensjahres schwanken zwischen 15 und 40 %, das heißt, daß die Depression eine wesentliche, wenn nicht gar die häufigste psychische Störung im Alter ist. Auch bei allen Erschöpfungszuständen, sogenannten Burn-out-Syndromen, ist an eine Depression zu denken.

Nach neueren epidemiologischen Untersuchungen (z. B. Angst 1993) suchen nur 40–50 % der unter depressiven Symptomen leidenden Menschen eine medizinisch-psychiatrische oder psychologische Behandlung auf. Dies kann an den Patienten selbst, aber auch an ihrem Arzt liegen, der die Depression nicht erkennt oder die Symptome anderen Krankheiten zuschreibt.

Die meisten depressiven Erkrankungen beginnen nicht über Nacht (Ausnahme: akute suizidale Krisen als depressive Reaktionen bei traumatischen Ereignissen), sondern sie entwickeln sich über Wochen und Monate hinweg, meist mit einem sogenannten *vegetativen Auftakt.* Häufig ist als erstes der Schlaf gestört, entweder als ungewohnte Einschlafstörung oder als dauerndes nächtliches Erwachen, oft auch als vorzeitiges Erwachen mit Unruhe, zunehmender Grübelneigung, fehlender Erholung. Libidostörungen stellen sich sehr rasch ein, Appetitstörungen führen zu diskreten Gewichtsverlusten, die nicht auffallen, weil man aus Gewohnheit oder mit der Familie ißt. Zunehmende Lustlosigkeit und ein Gefühl von Müdigkeit führen zur Verminderung von Aktivitäten und Hobbies, die Kontakte nehmen ab, man fühlt sich häufig abgeschlagen und rasch ermüdet, das Bedürfnis zu Erholung wächst. Sucht man jetzt einen Arzt auf, so wird häufig von vegetativer Dystonie, von allgemeinen psychosomatischen Syndromen, vegetativem Psychosyndrom und ähnlichem gesprochen. Die Bezeichnung »Erschöpfungszustand« kommt der depressiven Symptomatik, die hier noch überwiegend im körperlichen Bereich angesiedelt ist, am nächsten; in der Literatur wurde auch von der sogenannten Erschöpfungsdepression (Kielholz u. Hole 1986) gesprochen.

Dominieren dann weiterhin körperliche Symptome wie Kopfdruck, Schweregefühl im Brustkorb, allgemeine Energie- und Kraftlosigkeit, Genußunfähigkeit, Schlaf-

und Appetitstörungen, so spricht man gerne von einer sogenannten *larvierten Depression*, bei der die depressive Verstimmung (Symptome im Bereich von Stimmung und Gefühlen sowie Denken) hinter einer vegetativ-somatischen Symptomatik versteckt bzw. durch diese maskiert ist. Oft entwickelt sich dann auf der Basis dieser körperlichen Symptomatik und der daraufhin sich einstellenden Leistungsunfähigkeit ein Gefühl von Versagen und Schuld, letztlich also eine negative Bewertung der eigenen Person, und mit dieser sogenannten kognitiven Symptomatik das Vollbild der Depression.

In der Phase des vegetativen Auftaktes, der Entwicklung in eine Depression hinein kommt es häufig zu Fehldiagnosen, so daß keine adäquate Behandlung erfolgt. Wenn ein sich erschöpft und rasch ermüdet fühlender Mensch anfängt, sich dafür zu verurteilen und negativ zu bewerten, sollten Angehörige und Arzt aufmerken: Die »verschleppte Grippe« wird dann zur Depression, wenn depressives Denken hinzukommt. Das gilt auch für Depressionen im Rahmen anderer körperlicher Erkrankungen. Daß traurige Gedanken und Zeiten von Hoffnungslosigkeit bei schweren körperlichen Erkrankungen nicht selten sind, ist einsichtig. Ein derartiger Prozeß der Auseinandersetzung mit der Erkrankung und deren Folgen wird zur behandlungsbedürftigen Depression, wenn der Betroffene sich dadurch gelähmt fühlt und beginnt, sich selbst die Schuld zu geben, sein bisheriges Leben wie auch seine mögliche, wenngleich eingeschränkte Zukunft nur mehr negativ und hoffnungslos zu sehen.

Auch wenn die depressive Störung einfühlbar und aus der gegebenen Lebenssituation oder eingetretenen Ereignissen rational verständlich ist, kann der betroffene Mensch hilfs- und behandlungsbedürftig sein.

Bei *alten Menschen* wird häufig Depressivität als *beginnender dementieller Prozeß* verkannt, wofür der unglückliche Begriff der Pseudodemenz verwendet wird. Gemeint ist damit, daß die depressive Symptomatik, wie Merk- und Konzentrationsstörungen, Leistungsunfähigkeit, Schlafstörungen, eher dem Alter und einem sogenannten hirnorganischen Psychosyndrom zugeschrieben wird als einer Depression. Ein wichtiges Unterscheidungskriterium ist, daß der alte depressive Mensch über seine Merk- und Konzentrationsstörungen klagt, gleichzeitig aber altersentsprechend leistungs-, merk- und erinnerungsfähig ist, während der an einer Demenz leidende Mensch, sobald er seine Störungen bemerkt, eher versucht, diese zu vertuschen und zu kompensieren, um sie solange wie möglich geheim zu halten. Kurz gesagt, der depressiv Kranke klagt, der Demenzkranke versucht zu verheimlichen. Daß es hier einen breiten Überschneidungsbereich gibt, soll nur angemerkt werden.

Neben dem Nichterkennen oder der Fehldiagnostik auf ärztlicher Seite gibt es natürlich auch eine »Freundlichkeitsdiagnostik«, womit die Diagnose einer depressiven Erkrankung gemeint ist, obwohl eigentlich eine andere Grundkrankheit vorliegt. Von allen psychischen Erkrankungen ist die Depression die in der Gesellschaft akzeptierteste, die am wenigsten stigmatisierend wirkt; schließlich ist die Depression ja eine Gemütserkrankung und keine Geisteskrankheit. Die Freundlichkeitsdiagnose »Depression« kann, wenn eigentlich eine schizophrene Erkrankung, eine neurotische Störung oder eine Suchterkrankung besteht, leider zu jahrelanger Fehlbehandlung führen.

Auch auf seiten der Betroffenen gibt es Hemmungen, sich in medizinisch-psychologische Behandlung zu begeben. Zum einen ist das *Problem der Stigmatisierung* in unserer Gesellschaft bei psychischen Störungen immer noch nicht gelöst; wer psychisch krank ist, wird weniger ernst genommen, hat Nachteile bei der Arbeit, beim

Fortkommen, besonders in wirtschaftlich schwierigen Zeiten.

Neben diesen aus der Gesellschaft einwirkenden Gründen gibt es gerade bei depressiv kranken Menschen die Neigung, den eigenen Zustand und die eigene Leistungsunfähigkeit als eigenen Fehler zu betrachten und damit, trotz der körperlichen Symptomatik, der Schlafstörung, Grübelneigung, Leistungsunfähigkeit, die »Schuld« bei sich selbst zu suchen. Die Patienten sind nicht in der Lage, ihre Situation als Krankheit zu sehen, es fehlt ihnen an der Krankheitseinsicht und damit auch an der Einsicht in ihre Hilfs- und Behandlungsbedürftigkeit. Auch mehrfach erkrankte Depressive erleben sich häufig als Versager, wenn sie erneut depressiv werden.

5 Ursachen und Auslöser einer Depression

Wenden wir uns nun der Frage nach den Ursachen einer depressiven Erkrankung zu. Was kennzeichnet später depressiv kranke Menschen in ihren körperlichen und seelischen Anlagen und Entwicklungen im Vergleich zu sogenannten gesunden Normalpersonen?

Ursachen

Die Depression wird etwas global als *multifaktorielles Geschehen* bezeichnet, womit gemeint ist, daß viele Bedingungen an der Entstehung und der Auslösung sowie Aufrechterhaltung einer depressiven Erkrankung beteiligt sind. Spricht man von»Ursachen«, der Ätiologie einer Erkrankung, meint man diejenigen Faktoren bei einem Menschen, die Grundvoraussetzung für die Entstehung der Erkrankung sind. In der Infektionslehre wäre dies zum Beispiel bei der echten Virusgrippe das Vorhandensein von Grippeviren, bei der Tuberkulose von entsprechenden Bakterien. Das Vorliegen von Ursachen bedeutet jedoch nicht, daß der Betroffene krank werden muß, er hat jedoch eine erhöhte Disposition, beim Vorhandensein zusätzlicher auslösender Faktoren zu erkranken (Abb. 2).

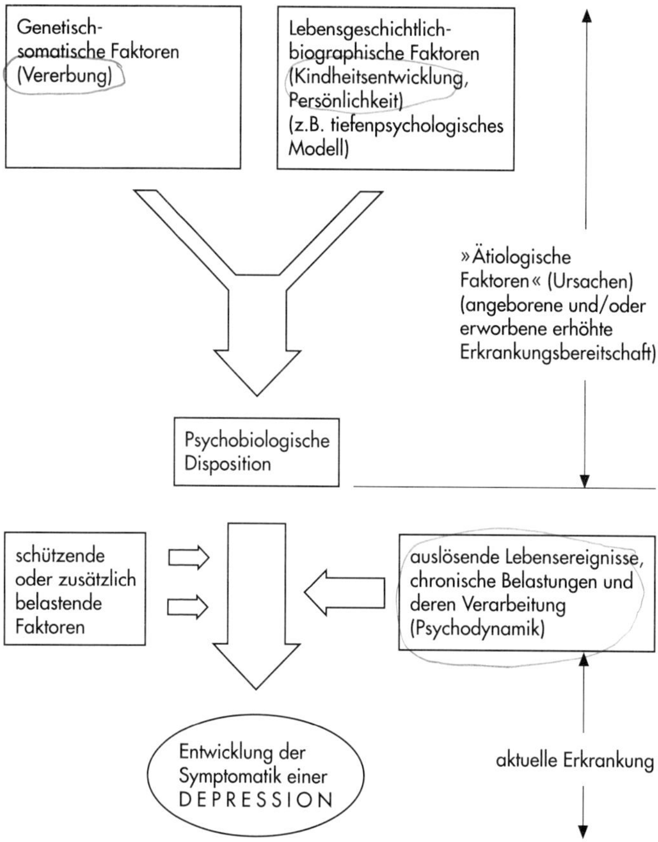

Abb. 2. Psychobiologisches Modell der Depressionsentstehung (Ursachen, Auslösung).

Ursachen sind also diejenigen körperlichen, seelischen und/oder auch sozialen Bedingungen, die bei einem Menschen zu einer sogenannten »psychobiologischen Disposition« (Ehlhard 1981) führen, auf deren Grundlage sich beim Auftreten bestimmter (»auslösender«) Ereignisse eine Depression entwickelt, was insbesondere dann geschieht, wenn gleichzeitig noch zusätzlich belastende Faktoren hinzukommen.

Die amerikanischen Autoren Akiskal und McKinney (1975) hatten die Depression als eine »gemeinsame psychobiologische Endstrecke« (»psychobiological final common pathway«) verschiedener Faktoren und deren Interaktion beschrieben. Hier gilt die depressive Erkrankung als das Ergebnis des Zusammentreffens verschiedener Prozesse und Faktoren sowohl auf biologisch-physiologischer Ebene (Vererbung, physiologische Belastungen, depressionsauslösende Medikamente) als auch auf lebensgeschichtlich-biographischer und aktuell psychosozialer Ebene (Entwicklung von frühen Beziehungen, Gestaltung im Erwachsenenalter, psychosoziale Belastungsfaktoren, bestimmte Persönlichkeitscharakteristika, die eher zur depressiven Verarbeitung von Belastung neigen lassen).

Genetische Faktoren

Bezüglich der Bedeutung genetischer Faktoren (Vererbung) läßt sich global festhalten, daß »kein Mensch als weißes Blatt auf die Welt kommt«, sondern daß die Eltern körperliche und vielleicht auch psychische Charakteristika an ihre Kinder weitergeben. Die Ergebnisse der Vererbungsforschung in bezug auf die

Depression sind dabei für den Laien verwirrend und aufgrund der in den letzten 15 Jahren entwickelten neuen diagnostischen Klassifikationssysteme unübersichtlich. Zerbin-Rüdin hat 1987 in ihrer Übersicht zur Genetik bei affektiven Störungen eine höhere familiäre Belastung bei Patienten mit manisch-depressiven Erkrankungen gefunden. Die Risikoziffern für Verwandte ersten Grades erreichen nach einer Literaturübersicht der Autorin für die Geschwister von nur depressiv (unipolar) erkrankten Patienten 13–31 %, für die Geschwister von manisch-depressiv erkrankten sind es 13–53 %. Bei den Zwillingsbefunden beträgt die durchschnittliche Konkordanzrate affektiv erkrankter Zwillingspaare für eineiige Zwillinge wohl 70 %, für zweieiige rund 19 %. Bei depressiv oder manisch-depressiv erkrankten Patienten, die in Adoptionsfamilien aufwuchsen, fand sich bei den leiblichen Eltern ein meist doppelt so hoher Anteil an depressiven und manisch-depressiven Erkrankungen wie bei den Adoptiveltern.

Bei der Entstehung einer »psychobiologischen Disposition« zur Depression spielen genetisch-somatische Faktoren und lebensgeschichtlich-biographische Faktoren eine Rolle.

Zu letzeren werden Kindheitsentwicklung, insbesondere die in der frühen Kindheit (Battegay 1987), Persönlichkeitscharakteristika, die Art, mit Belastungen umzugehen, erworbene Einstellungen von Hilflosigkeit, Hoffnungslosigkeit, negativer Selbstbewertung (Beck 1967, Seligman 1975) gezählt.

Psychologische Faktoren

Das tiefenpsychologische Modell der Entstehung einer Disposition zur Depression ist in der Abb. 3 dargestellt (Wolfersdorf 1992 a, b). Eine wichtige Rolle spielen dabei frühkindliche Erfahrungen, vor allem in der Beziehung zur Mutter bzw. zu der frühen Bezugsperson.

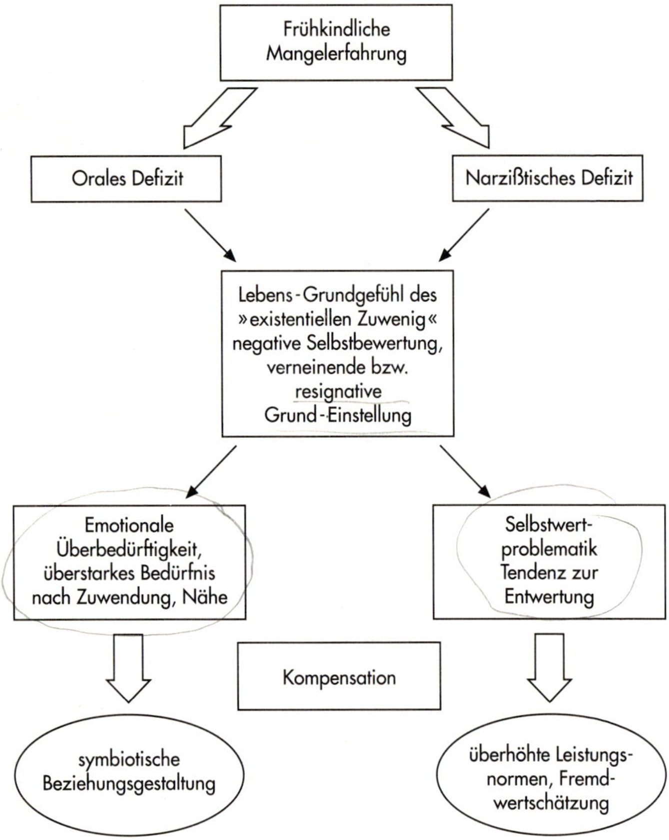

Abb. 3. Tiefenpsychologisches Modell der Entstehung einer Disposition zur Depression.

Frühkindliche Mangelerfahrung entsteht z. B. durch schwere Versagens- oder auch massive Verwöhnungserlebnisse, welche zu Hemmung der Entwicklung und zur Infantilisierung führen können,durch einen inkonsistenten Wechsel von Verwöhnung und Versagung, eine unzureichende emotionale Förderung und Anerkennung in der Interaktion Bezugsperson (Mutter)--Kind usw. Die Grunderfahrung ist dann:»Um mich kümmert sich niemand, also bin ich niemandem etwas wert, also bin ich nichts... und es fällt gar nicht auf, wenn es mich nicht mehr gibt«. Es entsteht also ein Gefühl des »existentiellen Zuwenig«, ein Gefühl von Nicht-geliebt-, Nicht-versorgt-Werden, Nicht-gemocht-, Nicht-anerkannt-, Nicht-wertgeschätzt-Werden. Dies ist die Grundlage des bei vielen im späteren Leben depressiv erkrankten Menschen deutlichen Selbstwertproblems, der negativen Einstellung zu sich selbst, einer insgesamt verneinenden bis entwertenden und resignativen Grundeinstellung zur eigenen Person, Leistungsfähigkeit und Wertigkeit, zur Welt insgesamt. Daneben kann eine ausgeprägte emotionale Überbedürftigkeit bestehen, die sich in einem überstarken und für die Umwelt häufig schwer erfüllbaren Bedürfnis nach Zuwendung und Nähe ausdrückt.

Der 29jährige Herr K. drückte es so aus:»Meine eigene Energie ist in den Keller gesackt. Das ist furchtbar, vor allem in der totalen Isolation. Wenn ich nicht arbeite, dann bin ich total vereinsamt. Ich brauche die Menschen wie das tägliche Brot, das ist seelisches Futter für mich«... Ich weiß viel über mich und meine Probleme... Ich brauche die Zuwendung, den Kontakt mit den Menschen. Wenn ich keine Arbeit mehr habe, dann halte ich es nicht mehr aus, dann bin ich am Verhungern. Ich müßte sterben, ich müßte Selbstmord machen, auch wenn ich mir eigentlich nichts hätte antun wollen«. Der Patient hatte in einer etwas entfernter liegenden Stadt eine Arbeitsstelle erhalten und war erstmals von zu Hause ausgezogen, nachdem er bis dahin in einer sehr engen überfürsorglichen Mutter-Sohn-Beziehung (»Hotel Mama«, wie er es selbst bezeichnete) gelebt hatte. Für die Mutter war er als einziger Sohn in seiner etwas weltfremden Versponnenheit das Wichtigste. An seiner Arbeitsstelle als Verkäufer waren jedoch seine Tagträume (sein Selbstbild war das eines»gestörten Professors«) nicht erwünscht, und es kam zu einer für ihn sehr kränkenden Auseinandersetzung mit dem Chef, der ihm die Kündigung nahelegte.

Der 52jährige Straßenbau-Ingenieur, Herr L., kam das dritte Mal zur stationären Aufnahme, nachdem sein gemeinsames Unternehmen mit einem Kollegen wegen zunehmender depressiver Leistungsunfähigkeit gescheitert war. Der Patient klagte über Kraftlosigkeit, gleichzeitig betonte er stets, nicht versagen zu dürfen, doch etwas leisten zu müssen. Er wies Schlaf-, Appetit- und Libidostörungen auf, war antriebslos, gefühllos und bis zur Schwingungslosigkeit depressiv herabgestimmt. Dies war die dritte depressive Episode, zu einer ersten war es nach Kündigung des Arbeitsverhältnisses aus ähnlichen Gründen 7 Jahre vorher bei einer Stadtbehörde gekommen. Neben psychoreaktiven Momenten wie Scheidung, Kündigung der Arbeitsstelle, Schlaganfall und Pflegebedürftigkeit der Mutter, Mißerfolg im eigenen Geschäft – spielt hier sicher auch genetische Belastung eine Rolle. Sein Vater war wegen einer typischen endogenen Depression mehrfach in stationärer Behandlung gewesen, der Bruder des Vaters war durch Suizid, wahrscheinlich ebenfalls in einer Depression, ums Leben gekommen. Außerdem scheinen chronobiologische Ursachen eine Rolle zu spielen, da die Depression vor allem in den Wintermonaten (November bis Januar) auftritt. Von seiten seiner Persönlichkeit wird er beschrieben als »100%ig«; obwohl nach einer Sportverletzung leicht gehbehindert, ist er immer noch Langstreckenläufer, aktiver Tennisspieler; er ist ein Mensch, der an sich und auch an seine Umwelt große Anforderungen stellt, der grundsätzlich alle Planungsarbeiten als Ingenieur mehrfach macht, für sich selbst keinerlei Leistungseinbuße, nicht einmal infolge einer Grippe akzeptieren kann.

An Herrn K. und Herrn L. wird sichtbar, daß es zwei klassische und den westlichen Gesellschaftsformen entsprechende Kompensationsmechanismen für ein orales und narzißtisches Defizit gibt, nämlich zum einen das Eingehen symbiotischer Beziehungen, am besten in einer sehr engen Liebesbeziehung, aber auch in einer symbiotischen Mutter-Kind-Beziehung, andererseits das Leben nach überhöhten Leistungsnormen, um das Selbstwertgefühl durch Fremdwertschätzung zu kompensieren. Beide sind in unserer Gesellschaft sehr traditionelle und sehr anerkannte Mechanismen, die auch gefördert werden: enge Liebesbeziehungen bis zur Verschmelzung und extreme Leistungsanforderung an sich selbst im Sinne des »Workoholic«. Beide Mechanismen sind noch keine Erkrankung, aber sie bergen die Gefahr der depressiven Dekompensation in sich. Treffen nämlich einen derart strukturierten oder einen derart seine Beziehung gestaltenden Menschen Einschränkungen seiner Leistungsfähigkeit bzw. seines Beziehungsanspruches, dann lebt die alte Selbsteinschätzung und das Grundgefühl, eigentlich immer schon »zu wenig« gewesen zu sein, zu wenig wert und zu wenig gemocht, wieder auf und begründet die typische depressive Denkweise über sich selbst: »Ich kann nichts, ich bin nichts, keiner mag mich, schuld daran bin ich auch noch selber und das Beste wäre, es gäbe mich nicht«.

Außer dem tiefenpsychologischen Modell zur Entstehung einer erhöhten Depressionsneigung sind in den letzten zwei Jahrzehnten noch zwei weitere Konzepte vorgestellt worden, die typisch depressive Einstellungen und Verhaltensweisen beschreiben, nämlich das Konzept der *gelernten Hilflosigkeit* von Seligman (1975) und das Konzept der Depression als Ausdruck einer *kognitiven Störung* von Beck (1967).

Seligman (1975) hat die Depression als Folge mangelnder Kontrolle beschrieben. Menschen entwickeln Depressivität und depressionsähnliche Symptome dann, wenn sie Nichtkontrollierbarkeit von Ereignissen im Leben erwarten. Das bedeutet, daß ein depressiver Mensch alles, was schiefgeht, was ihm an Mißgeschick passiert, immer auf sich selbst zurückführt, und er überzeugt (»Hilflosigkeitseinstellung«) ist, dies weder kontrollieren, noch verändern oder beeinflussen zu können. Der Betroffene schreibt alle negativen Ereignisse immer sich selbst zu, erwartet auch zukünftig nur selbstverschuldetes Negatives. Wenn ein subjektiv bedeutsames Ereignis, welches als negativ erlebt wird (z. B. Verlassenwerden oder einen Fehler gemacht zu haben) eintritt, dann beginnt dieser Stil zur Wahrnehmung der eigenen Person und zur Bewertung von Ereignissen immer mehr das Denken dieses Menschen zu beherrschen und mit der entsprechenden körperlichen (vegetativ-somatischen) Symptomatik der Depression einherzugehen. Mit Seligmans Modell lassen sich vor allem Depressionen bei alten Menschen erklären, die sich Umweltereignissen hilflos ausgeliefert sehen und z. B. bei zusätzlicher körperlicher Erkrankung Gefühle von Hilflosigkeit und Unveränderbarkeit entwickeln. Auch bei verwitweten Frauen, die ihre bisherige positive Verstärkung über den nun verstorbenen Ehemann erhalten haben und nun hilflos reagieren, lassen sich Seligmans Gedankengänge anwenden.

Beck (1967) hat die Depression als Folge einer sogenannten kognitiven Störung beschrieben. Er geht davon aus, daß Depressive in der Kindheit und Jugend ein negatives Selbstbild erworben haben. Deswegen neigt der Depressive dazu, sich selbst, seine Umwelt, seine Leistungsfähigkeit, seine Zukunft eher negativ zu beurteilen. Dieses negative Selbstschema kann durch Lebensereignisse aktiviert und durch die sogenannten »automatischen Gedanken« aufrecht erhalten werden. Diese kommen unfreiwillig, sie sind stereotyp, von nicht hinterfragbarer Plausibilität, können nicht unterdrückt werden und setzen sich auch gegen eher angemessene, evtl. positive Gedanken durch. Als »kognitive Irrtümer« bezeichnet Beck die Neigung depressiver Menschen, aus Ereignissen ohne ausreichende Begründung Schlußfolgerungen negativer Art zu ziehen, sich auf negative Details zu stürzen (selektive Wahrnehmung), die Leistungen anderer Personen zu überschätzen und die der eigenen Person abzuwerten, negative Lebensereignisse zu verallgemeinern usw.

Beide Ansätze heben darauf ab, daß depressiv disponierte Menschen sich bereits vor ihrer Erkrankung durch bestimmte Denkstile (Hilflosigkeitseinstellung, negatives Selbstbild) auszeichnen, die dann in der Depression, ausgelöst durch bestimmte Erfahrungen und Ereignisse, dominieren und verantwortlich für die nachfolgend auftretenden körperlichen Beschwerden sind. Wer nur noch über sich selbst als Versager, als minderwertig und ungeliebt nachgrübelt, wird dann auch Schlafstörungen entwickeln, nicht mehr gerne essen, sich schlecht fühlen, sich auch erotisch-sexuell unattraktiv fühlen, evtl. unruhig und getrieben werden oder sich zunehmend aus seinen sozialen Bezügen zurückziehen.

Biologische Faktoren

Ein *neurobiochemisches* Modell der Depressionsverursachung ist in Abb. 4 skizziert. Hier kommt den Neurotransmittern im zentralen Nervensystem (Gehirn, vor allem Zwischenhirn) eine besondere Bedeutung zu. Am besten erforscht ist dabei die Rolle von Serotonin

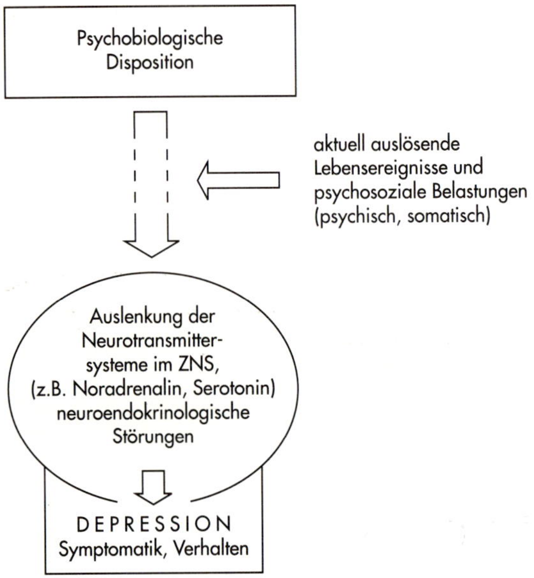

Abb. 4. Neurobiochemisches Modell der Depressionsursachen und -auslösung.

und Noradrenalin. Wie alle Neurotransmitter dienen sie der Informationsübertragung innerhalb des Nervensystems. Zahlreiche Untersuchungen haben gezeigt, daß bei Depressionskranken ein Noradrenalin- und Serotoninmangel besteht. Die medikamentöse Depressionstherapie zielt deshalb darauf ab, diesen Mangel zu beheben (s. S. 78).

Man kann zusammenfassen, daß bei der Entstehung eine Depression sowohl genetisch-biologische als auch lebensgeschichtlich-biographische Faktoren eine Rolle spielen. Sie führen zu einer erhöhten Erkrankungsbereitschaft bei entsprechenden auslösenden Lebensereignissen und/oder chronischen Belastungen. Autoren wie die englischen Psychologen Brown und Harris

(1978) haben in diesem Zusammenhang ganz richtig darauf hingewiesen, daß durch zusätzliche belastende Faktoren und analog auch durch sogenannte protektive (schützende) Faktoren das Erkrankungsrisiko erhöht bzw. erniedrigt werden kann. Solche »Vulnerabilitätsfaktoren« (Risiko erhöhend) sind z. B. das Fehlen von sozialer Unterstützung und/oder das Fehlen einer vertrauensvollen intimen Beziehung, psychosoziale Belastungen in den Bereichen Wohnen und Arbeit oder Überforderungsfaktoren wie z. B. mehrere kleine Kinder in der Familie bei unzureichender Unterstützung.

Auslösung der Depression

Psychologische Auslöser

Von der psychologischen Seite sind klassische Auslöser, wie bereits beschrieben, die Infragestellung der Kompensationsmechanismen von emotionaler Überbedürftigkeit bzw. Selbstwertproblematik. Jede Form der erwarteten, angedrohten oder vollzogenen Trennung (Verlustereignisse), jede Kränkung der symbiotischen Beziehungsgestaltung kann, wenn nicht rechtzeitig durch protektive Mechanismen abgefangen, eine Depression auslösen. Jede Infragestellung der Fremdwertschätzung, jede Kritik an der eigenen Leistungsfähigkeit, aber auch jede Unfähigkeit, den überhöhten Leistungsnormen, z. B. in Folge von körperlicher Erkrankung (Depression nach Herzinfarkt), nachzukommen, löst eine Depression aus. Denn vor nichts haben depressiv Kranke mehr Angst, als vor dem Herausfallen aus der Geborgenheit i.S. der Bedrohung ihrer Symbiose oder vor dem Verlust von Fremdachtung. Dies löst sofort Gefühle von Hilflosigkeit, von Ohnmacht, von Existenzunfähigkeit, von Nicht- bzw. Nicht-mehr-geliebt-, Nicht-mehr-anerkannt-, Nicht-mehr-gemocht-Werden aus. Um die Kompensation sicherzustellen, vermeiden depressiv Kranke jegliche Kritik in Partnerschaften, sie passen sich an, sie entwickeln keine eigenen Ideen, vermeiden Streit und Aggressivität, sie wehren sich kaum, sie nehmen auch Überbelastungen in Kauf, leisten Übermäßiges, Überstunden ohne Bezahlung etc. Diese Anpassung, Vermeidung von Individuation, Vermeidung von Aggression (die immer als destruktiv erlebt wird), Vermeidung von Distanzierung und von Eigeninitiative kennzeichnen den zur Depression disponierten Menschen.

Biologische Auslöser

Veränderungen im Hormonsystem (z. B. Wochenbettdepression, Klimakterium), körperliche Erkrankungen, Jahreszeit, chronische Überlastungen sind biologische Auslöser einer Depression. Da mit dem biologischen Auslöser (z. B. Krankheit) immer auch eine psychische Bewertung verbunden ist, spielen im konkreten Einzelfall in der Regel beide Faktoren zusammen.

6 Die verschiedenen Depressionsformen

Heute wird in der wissenschaftlichen Literatur nur noch vom Bild der »typischen Depression« (»major depression«) gesprochen, die durch das Auftreten bestimmter Symptome eindeutig beschrieben werden kann.

Dennoch ist es manchmal sinnvoll, *verschiedene depressive Erkrankungsformen* zu unterscheiden:

- unipolare endogene Depressionen und manisch-depressive (bipolare) Erkrankungen,
- psychogene Depressionen, die in reaktive und neurotische Depressionen sowie depressive Entwicklungen (Erschöpfungsdepressionen) unterteilt werden,
- somatogene Depressionen, bei denen organische und symptomatische unterschieden werden.

Unipolare Depressionen sind solche depressive Erkrankungsformen, die immer nur als Depression auftreten; von *bipolaren bzw. manisch-depressiven* Erkrankungen spricht man dann, wenn neben depressiven Erkrankungsphasen auch solche mit manischer Symptomatik aufgetreten sind.

Das Grundphänomen eines manischen Syndroms ist das gehobene Lebensgefühl, das mit einer heiter-euphorischen Verstimmung, mit Assoziationsreichtum der

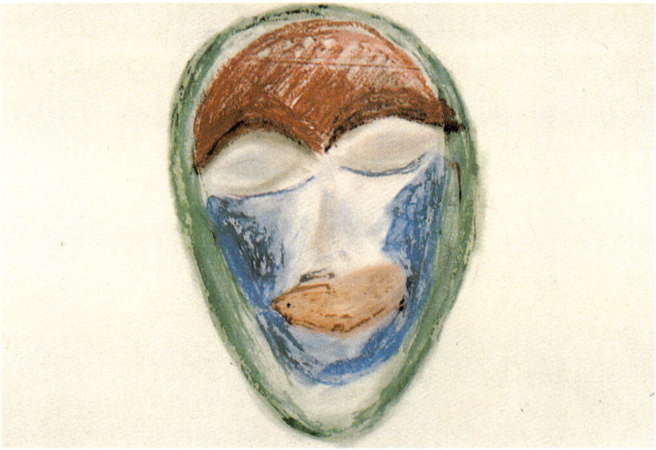

Das Gesicht als Maske in der depressiven Selbstwertkrise.

Gedanken und Ideenflucht, mit einem enorm gesteigerten Selbstvertrauen, Selbstüberschätzung bis zu wahnhaften Größenphantasien (z. B. der »Kaiser vom Mars« zu sein, der auf der Welt blaue Luftballons für seine Kinder einkauft), mit gesteigerter Unternehmungslust einhergeht. Krankheitseinsicht und Realitätskontrolle fehlen. Psychomotorisch liegt häufig eine Antriebssteigerung vor, die zu extremer Spontanität in Rede und Handlung, zu gesteigertem Rededrang, zu rascher Erregbarkeit führen kann. Körperlich fühlt sich ein manisch Erkrankter äußerst vital, bei sehr geringem Schlafbedürfnis, gesteigerter Libido, gesteigertem Leistungs- und Kraftgefühl. Das Problem der Manie ist vor allem die fehlende Realitätskontrolle, die soziale und wirtschaftliche Gefährdung, die Gefährdung von Beziehungen und die soziale Enthemmung. Deswegen führen häufige manische Zustände zum Abbruch von Beziehungen und zum sozialen Abstieg. »In der Manie geht alles«, meinte ein Patient.

Die Zahl der Erkrankungsphasen ist bei den manisch-depressiven Erkrankungen größer (im Durchschnitt 6) als bei den unipolaren Depressionen (im Durchschnitt 4). Auch die Gefahr des sozialen Abstiegs ist größer.

Psychogene Depression

Bei den psychogenen Depressionen besteht ein deutlicher und meist auch dem Außenstehenden offensichtlicher Zusammenhang zwischen nachweisbaren seelischen Anlässen und Motiven (Auslöser) und der depressiven Symptomatik. Hier unterscheidet man die reaktive Depression, die depressive Entwicklung (Erschöpfungsdepression) und die neurotische Depression.

Die *reaktive Depression* ist wahrscheinlich die häufigste Form, die es in der Allgemeinbevölkerung gibt. Sie tritt z. B. nach dem Tod eines Angehörigen auf, nach einem selbstverschuldeten Unfall, als depressive Reaktion nach einer Schwangerschaftsunterbrechung, als reaktiv-depressive Verstimmung in Zusammenhang mit der Diagnosemitteilung einer körperlichen Erkrankung, in Trennungssituationen (dann häufig mit Suizidalität), nach dem Verlust oder Tod von signifikanten Bezugspersonen. Dabei können derartige Auslöser nicht nur personenbezogen sein, sondern auch mit dem Verlust des eigenen Lebenskonzeptes zusammenhängen, wenn z. B. nach Krebsdiagnose oder dem Verlust einer Extremität der bisherige Lebensplan aufgegeben werden muß.

Ein bisher unauffälliger Mann im mittleren Lebensalter, verheiratet, Kinder, geht als passionierter Jäger mit Freunden auf eine Treibjagd. Er ist bekannt als guter Schütze, als ruhiger und sorgfältig überlegender Jäger. Er sieht als erstes den Fuchs, schießt und trifft ihn, die Kugel wird am Schulterblatt des Fuchses abgelenkt, steigt hoch und verletzt einen Treiber tödlich. Selbstanklagen, Schuldgefühle, Schlafstörungen, Gedanken, sich mit dem Jagdgewehr selbst zu erschießen, quälen den Patienten, der dann von seiner Frau zu einem niedergelassenen Psychiater zur Behandlung gebracht wird.

Depressive Entwicklungen (z. B. Erschöpfungsdepressionen) sind depressive Zustände, die unter einem chronischen affektiv-emotionalen Druck entstehen, dabei mit Zeiten vermehrter somatischer Beschwerden (z. B. chronische Rückenschmerzen) einhergehen. Nicht der körperliche Streß ist jedoch der belastende Faktor, sondern die chronische Dauerbelastung z. B. bei einem jahrelang anhaltenden Beziehungskrieg oder in einer schwierigen Arbeitssituation. Die Betroffenen sind dabei eingespannt zwischen Vorgesetztem und Nachgeordnetem oder Kindern und Ehemann, denen sie es beiden recht machen möchten, weil sie von ihrer Persönlichkeitsstruktur her auf Ordentlichkeit, Perfektionismus, auf Pflichterfüllung und Harmonie angelegte Menschen sind. Die depressive Entwicklung geht mit einem Gefühl von Resignation, Ohnmacht und Ausgeliefertsein sowie vegetativen Symptomen einher.

Unter einer *neurotischen Depression* versteht man ein depressives Zustandsbild, das infolge einer Störung der psychischen Erlebnisverarbeitung entstanden ist. Hier müssen also lebensgeschichtlich erworbene, sogenannte neurotische Problemlösungsstrategien und ein auslösendes Ereignis, welches dem Schlüssel-Schloß-Prinzip gehorcht, vorliegen. Als Auslöser findet man bei vielen neurotischen Depressionsformen Trennungsdrohungen oder vollzogene Trennungen (Verlust, Scheidung) oder auch Kränkungssituationen, welche dann wie ein Schlüssel die frühkindlich erworbene Selbstwertproblematik, das Gefühl des Ungeliebtseins, des Vernachlässigtwerdens, des Nicht-anerkannt-Werdens wachrufen. In der Kindheits- und Jugendentwicklung dieser später zur neurotischen Depression neigenden Menschen finden sich häufig bereits sogenannte Brückensymptome wie Angst vor Alleinsein als Kind, Dunkelangst, gestörte motorische und Sprachentwicklung usw.

Endogene Depression

In der Gruppe der endogenen Depressionen findet man am häufigsten die klassische *Melancholie* (»Gemütskrankheit«), wobei hier das *Vollbild des depressiven Syndroms* vorliegt mit durchgehender affektiver Herabgestimmtheit, die durch sozialen Kontakt nicht veränderbar ist, Freudlosigkeit und Gefühl der Gefühllosigkeit, starker Einengung auf Insuffizienz-, Schuldgefühle und Selbstwertproblematik, die dann bis zum depressiven Wahn gesteigert sein kann. Psychomotorisch sind diese Patienten entweder erregt oder deutlich gehemmt. Im vegetativ-somatischen Bereich fallen neben unspezifischen Leibgefühlsstörungen (z. B. Druckgefühle im Kopf) chronobiologisch bedingte Tagesschwankungen mit morgendlichem Tief und abendlicher Aufhellung, Appetitstörungen mit Gewichtsverlust, ausgeprägte Schlafstörungen mit verkürztem, zerhacktem Schlaf und morgendlichem Früherwachen sowie Libidostörungen auf.

Unter einem *depressiven Wahn* versteht man die ausgeprägte Einengung im Denken, die durch äußere Faktoren nicht mehr korrigierbar ist. Der Patient empfindet sich nicht mehr als krank, sondern als schuldig, sündig, dem Untergang geweiht oder dem »elendiglichem Verrecken« bestimmt. Bei depressiver Wahnsymptomatik ist eine stationäre psychiatrische Behandlung unbedingt erforderlich.

Zu den endogenen Depressionsformen gehören die bereits oben beschriebenen unipolaren endogenen und bipolaren (manisch-depressiven) Depressionen. Ein Verlauf mit wiederkehrenden unipolaren oder bipolaren Zuständen gehört dabei zu den Charakteristika der endogenen Depression. Die Zeitdauer einer depressiven Episode kann dabei sehr schwanken, wobei am häufigsten Zeiträume von 4–6 Monaten gefunden wurden. Angehörige oder Betroffene berichten von einem Dreiviertel bis einem Jahr, »bis man wieder der Alte« oder »im Lot« sei.

Somatogene Depression

Somatogene oder *körperlich begründbare* Depressionsformen sind in psychiatrischen Kliniken selten anzutreffen, da sie als psychische Symptomatik oder Begleiterkrankung bei internistischen, neurologischen, orthopädischen, chirurgischen oder gynäkologischen Erkrankungen auftreten. Es besteht ein direkter kausaler Zusammenhang mit einer körperlichen Erkrankung. Handelt es sich dabei um eine Erkrankung des Gehirns bzw. Nervensystems, spricht man von *organischer* Depression; ist die Depression Symptom einer außerhalb des Gehirns gelegenen Erkrankung, spricht man von einer *symptomatischen* Depression.

Es gibt eine Reihe von körperlichen Erkrankungen, die mit depressiver Symptomatik einhergehen können: Neurologische Erkrankungen (Demenz, Epilepsie,

AIDS, Migräne, Encephalomyelitis disseminata, Hirntumoren, Morbus Parkinson, zerebrale Durchblutungsstörungen), endokrine Krankheiten (Schilddrüsenstörungen, Morbus Cushing, Morbus Addison usw.), Infektionskrankheiten (Tbc, AIDS, Lupus erythematodes, Pneumonien) und andere (Pankreaskarzinom, Herz-Kreislauf-Erkrankungen, Nierenerkrankungen, Vitaminmangelkrankheiten). Auch bestimmte Medikamente können depressionsauslösend wirken, wobei am bekanntesten solche gegen Bluthochdruck (z. B. Reserpin) geworden sind. Auch Kortikosteroide, ältere orale Kontrazeptiva, Antiepileptika, Neuroleptika, Hypnotika, Zytostatika zur Krebsbehandlung, Alkohol u.a. können zu Depressionen führen bzw. bei disponierten Menschen Depressionen auslösen.

Depressionen in besonderen Lebenslagen

Involutionsdepression, klimakterische Depression

Früher wurde noch der Begriff der Involutionsdepression verwendet. Man versteht darunter eine depressive Erkrankung, die durch das erstmalige Auftreten im Rückbildungsalter (beim Mann ca. 50.–65. Lebensjahr, bei der Frau ab Klimakterium) charakterisiert ist. Bei der sogenannten klimakterischen Depression handelt sich um eine Depression im Zeitraum des Klimakteriums, wo neben den endokrinologischen Veränderungen des Klimakteriums häufig psychologische Veränderungen in der Partnerbeziehung, in der Beziehung zu den Kindern, in der eigenen Lebenskonzeption zu bewältigen sind.

Wochenbettdepression

Die sogenannte Wochenbettdepression ist eine depressive Erkrankung, die in den ersten 6–8, am ehesten bereits in der ersten oder zweiten Woche nach der Niederkunft beginnt. Hier spielen die körperlich-hormonellen Umstellungsvorgänge eine auslösende Rolle, bei den später beginnenden Depressionen nehmen auch psychologische Faktoren an Bedeutung zu (Wolfersdorf 1992 a, b). Wichtig sind vor allem Überforderung sowie Beziehungsstörungen: Aus einer intimen Zweierbeziehung wird eine Dreierbeziehung, in der der Neuling, das Kind, dominiert und z. B. vom Mann/Vater als Störung der Zweierintimität, als zusätzliche Verantwortung, von der Frau/Mutter als Störung der Ordnung und Einschränkung individueller Freiheitsgrade empfunden werden kann.

Altersdepression

Als *Depression im Senium* (als Beginn des Seniums wird üblicherweise das 65. Lebensjahr bei Männern und Frauen bezeichnet, wobei dies eine recht willkürliche und rein an den Lebensjahren orientierte Festlegung ist) bezeichnet man gerne, unabhängig von der Zuordnung zu reaktiven oder endogenen Depressionsformen, depressive Störungen größeren Ausmaßes im höheren Lebensalter. Jeder siebte bis achte Mensch jenseits des 65. Lebensjahres soll daran leiden; in Einrichtungen wie Alters- oder Altenpflegeheimen soll der Anteil sogar deutlich höher sein und bei 30–40 % liegen. Nicht die Demenzerkrankungen sind die häufigsten psychischen Störungen im höheren Lebensalter, sondern psychogene Störungen wie z. B. die lang dauernden depressiven Erkrankungen, die reaktiven Depressionen, die langdauernden Trauerreaktionen.

Vernachlässigt man den Einfluß zusätzlicher körperlicher Störungen, dann unterscheiden sich depressive Erkrankungen bei alten Menschen nur in wenigen Aspekten von solchen des mittleren oder jüngeren Lebensalters:

Bei alten Menschen ist die depressive Herabgestimmtheit häufig nicht so rasch spürbar. Heutige alte Menschen haben häufig noch gelernt, keine Gefühle zu zeigen, denn »ein Indianer kennt keinen Schmerz« oder »ein Mann weint nicht«. Zunächst werden eher Klagen über körperliche Beschwerden bis zur »Jammerdepression« (einer klagsamen Hypochondrie) im Vordergrund stehen; erst auf Befragen wird von Freudlosigkeit oder der Unfähigkeit, Gefühle zu empfinden, berichtet. Bei alten depressiven Menschen löst die depressive Erkrankung häufig eine sehr viel größere Verunsicherung aus als bei jüngeren; alte Menschen können ihre Einstellungen und Lebenskonzepte weniger rasch ändern, sie stellen häufiger die Sinnfrage (hat es überhaupt noch einen Sinn weiterzuleben) und setzen sich mit Sterben und Tod auseinander – womit insbesondere jüngere Therapeutinnen und Therapeuten dann ihre Probleme haben. Das Abschiednehmen von Vergangenem im Leben, von Wünschen, von Lebenskonzepten, von Phantasien, die sich nicht verwirklichen ließen, auch das Wiederauftreten von Beziehungsstörungen im Alter durch Abhängigkeit aufgrund körperlicher Einschränkungen, die neu entstehenden Abhängigkeiten von der jüngeren Generation, Gefühle von Abgeschobensein bzw. die ganz reale Erfahrung der Vereinsamung, der Isolation, auch des Überflüssigseins usw. sind Sorgen, Überlegungen, Denkinhalte Depressiver im höheren Lebensalter, mit denen man sich auseinandersetzen muß.

Noch wird die Depression bei alten Menschen häufig nicht erkannt oder als vorzeitiger Hirnabbau fehldiagnostiziert. Oder die depressive Befindlichkeit erscheint als nicht veränderbarer Prozeß, der – trotz Leidens des alten Menschen – zum Alter gehören mag. Daß die Behandlung einer Depression auch im Alter möglich ist, daß auch alte Menschen Anspruch auf adäquate Behandlung ihrer Depression haben, wird erst in den letzten Jahren mit dem Wachsen der Geriatrie und Gerontopsychiatrie deutlich. Hier haben die psychotherapeutische und medikamentöse Behandlung in Kombination mit der Klärung der Lebenssituation und der Therapie der körperlichen Erkrankungen deutlich sichtbare Fortschritte gebracht.

Depression im Kindes- und Jugendalter

Ähnlich wie die Depression älterer Menschen einige typische Merkmale aufweist, scheinen auch Depressionen im Kindes- und Jugendalter durch einige Besonderheiten ausgezeichnet zu sein. Ältere Schulkinder und Jugendliche zeigen ein dem depressiven Bild im mittleren Lebensalter sehr ähnliches Symptommuster mit Grübeln, Suizidgedanken, Minderwertigkeitsgefühlen und Bedrücktheit sowie Kopfdruck, während bei jüngeren Schulkindern auch Reizbarkeit, Unsicherheit, gestörtes Spielverhalten, Lernstörungen, gestörtes Sozialverhalten, Enuresis (nächtliches Einnässen) und Pavor nocturnus (nächtliches ängstliches Aufschrecken, ängstliche Verwirrtheit), anfallsartiges Schreien und Weinen beobachtet wurden. Bei Kleinkindern und Kindern im Vorschulalter stehen neben der Unruhe vor allem ein gestörtes Spielverhalten und anfallsartiges Weinen und Schreien neben Schlaf- und Appetitstörungen im Vordergrund.

Zu weiteren Ausführungen sei auf die einschlägige Literatur vor allem bei Nissen (1983) verwiesen.

Depression bei Schizophrenie

Abgesehen davon, daß insbesondere von den Eltern schizophrener Patienten deren paranoid-halluzinatorische Psychose gerne als Depression ausgegeben wird, um damit dem vermeintlichen Makel der Schizophrenie zu entgehen, gibt es auch bei an Schizophrenie Erkrankten depressive Symptome und Syndrome. So findet man eine depressive Verstimmung häufig zu Beginn der schizophrenen Erkrankung im Rahmen der sogenannten Wahnstimmung, die oft mit Depressivität und Ängstlichkeit einhergeht, mit dem Gefühl des Bedrohtseins durch Veränderungen des Umfeldes und Äußerungen, Handlungen anderer. Nach abgeklungener Wahnsymptomatik und abgeklungenen Halluzinationen kann Depressivität als Reaktion auf die Erkrankung, als Reaktion auf Arbeitsplatzverlust, Beziehungsstörungen, Veränderungen der eigenen Belastbarkeit auftreten. Depressive Symptome können im Einzelfall auch Folge der neuroleptischer Medikation sein. Insgesamt spricht man bei der Depressivität nach einer paranoid-halluzinatorischen Schizophrenie vom sogenannten postremissiven Erschöpfungssyndrom, wozu neben depressiver Herabgestimmtheit vor allem Antriebslosigkeit, fehlende Belastbarkeit, Insuffizienz- und Versagensgefühle, auch Unfähigkeit, sich emotional auf andere Menschen einzustellen, fehlende emotionale Schwingungsfähigkeit usw. gehören können.

Auch hier ist Hilfe möglich, entweder durch Veränderung der Pharmakotherapie und/oder Klärung der depressionsauslösenden Faktoren (z. B. Arbeitsplatzprobleme, Beziehungsprobleme usw.). Zu beachten ist die große Suizidgefahr; insbesondere die Kombinationen von Hoffnungslosigkeit, depressiver Herabgestimmtheit, Hilfs- und Perspektivlosigkeit bezüglich der Erkrankung, manchmal auch eine neuaufbrechende psychotische Symptomatik sind Hochrisikofaktoren für Suizidalität. In einer Reihe von Studien zu diesem Thema im letzten Jahrzehnt (z. B. Finzen 1988, Wolfersdorf 1989, Wedler et al. 1992) wurde gefunden, daß gerade jüngere schizophrene Männer mit mehrfachen schizophrenen Erkrankungen, die jeweils gut auf Behandlung ansprechen, jedoch wiederholt in psychiatrischen Kliniken aufgenommen werden müssen, besonders gefährdet sind.

Sekundäre Depressionen

Grundsätzlich können Depressionen auch bei allen anderen psychischen und körperlichen Erkrankungen auftreten; sie werden dann auch als sekundäre Depressionen bezeichnet. Bekannt sind die depressiven Verstimmungen bei chronisch Suchtkranken, die z. B. beim Alkoholkranken im Rückfall auch für die erhöhte Suizidgefahr verantwortlich gemacht werden. Nicht selten sind Depressionen auch Folge längerfristiger Angststörungen, wobei die Depressivität als Folge der veränderten Lebenssituation entsteht, wenn z. B. durch die Angst, aus dem Haus zu gehen, einzukaufen, sich auf großen Plätzen zu bewegen, mit anderen Menschen in Kontakt zu treten usw., immer mehr Einschränkungen auftreten.

Daß Depressionen bei körperlichen Erkrankungen häufig sein können, wurde vor kurzem erst wieder anhand der Depressionen bei *Tumorerkrankungen* (Staab u. Ludwig 1993) gezeigt.

Ein Drittel und mehr Menschen mit Tumorerkrankungen weisen im Verlauf ihrer Krankheit depressive Verstimmungen auf, die für sich selbst behandlungsbedürftig werden können. In den späteren Krankheitsabschnitten häufig schwer zu erkennen, denn körperliche Symptome (als Folge der Erkrankung, als Folge der Behandlung) und depressive Symptome wie Schlaf- und Appetitstörungen, Gewichtsverlust, Insuffizienzgefühle und Leistungsunfähigkeit gleichen sich bei beiden Erkrankungen. Schuldgefühle, absolute Hoffnungslosigkeit (auch Fehlen der Hoffnung auf Erleichterung, auf Verbesserung kurzer Lebensabschnitte), ausgeprägte Suizidideen (im Gegensatz zu einfühlbaren Wünschen, bei schmerzhaftem Leiden lieber tot sein zu wollen oder seine Ruhe haben zu wollen), wahnhafte Ideen von Verarmung, Schuld und Weltuntergang, sind jedoch nicht krebs-, sondern depressionsbedingt und müssen psychiatrisch behandelt werden.

Das Beispiel der Depression bei Tumorerkrankungen läßt sich leicht übertragen auf einen Großteil der chronischen körperlichen Erkrankungen, bei denen Depressivität häufig auftritt.

7 Sind Depressionen behandelbar?

Die Depression ist eine recht häufige Krankheit. 5 % aller erwachsenen Menschen in der Gesamtbevölkerung sind derzeit an einer schweren Depression erkrankt, wie Wittchen et al. 1993 schrieben. Mittelschwere Formen finden sich bei nicht ganz 8 % und leichte bei nicht ganz 6 % der Gesamtbevölkerung. Die Weltgesundheitsorganisation (WHO) hat Anfang der

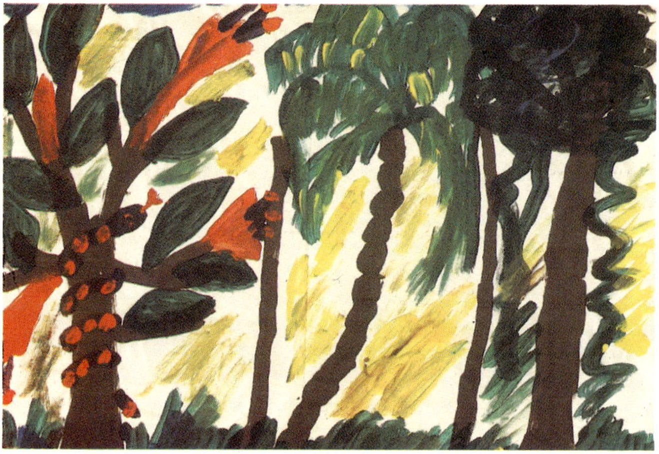

Lebendige Vielfalt im Heilungsverlauf (gleiche Patientin wie Bild auf S. 52).

80er Jahre von 300 bis 400 Mio. Menschen, die als depressiv krank erkannt worden seien, gesprochen und damit die Depression in die Reihe der häufigsten Erkrankungen überhaupt eingeordnet. Noch eine letzte Zahl zur Orientierung: In einer Feldstudie, bei der die erwachsene Bevölkerung eines großen ostbayerischen Landstriches einschließlich zugehöriger Städtchen untersucht wurde, fand man eine 5-Jahres-Prävalenz von 10,6 % für alle depressiven Erkrankungen (Fichter u. Witzke 1990); es war also in den letzten 5 Jahren jeder 10. Erwachsene mindestens einmal depressiv krank. Nur etwa die Hälfte der behandlungsbedürftigen Depressiven in den westlichen Gesellschaften und Industrienationen sucht jedoch medizinisch-psychiatrische Behandlung auf. Dies ist erstaunlich und erschreckend. Erstaunlich, denn gerade bei der Depressionsbehandlung wurden in den letzten 30–40 Jahren deutliche Fortschritte gemacht, und es ist erschreckend, denn die Suizidmortalität, die Gefahr durch Selbsttötung zu sterben, ist für schwer depressiv Kranke (als schwer- und schwerstdepressiv Kranke kann man die in stationärer psychiatrischer Behandlung befindlichen Depressiven verstehen) immer noch sehr hoch und liegt bei bis zu 15 %.

Die Entwicklung und Veränderung von therapeutischen Maßnahmen im Laufe der Zeit, über die Jahrhunderte hinweg und in den letzten Jahrzehnten zu beschreiben, würde hier zu weit führen. Schon Robert Burton, der englische Theologe und Depressionsforscher hat 1621 in seinem Buch *Anatomie einer Melancholie* Behandlungsempfehlungen gegeben, z. B. solche, die sich auf das bekannte Phänomen der chronischen Obstipation bei depressiv Kranken beziehen – hier wurden Einläufe empfohlen – oder auf das Darniederliegen von vitalen Kräften, auf Energielosigkeit, rasche Ermüdbarkeit – hier wurden z. B. körperliche Aktivitäten empfohlen;

angeführt wurden auch Empfehlungen, die sich auf den Lebensstil, die Gestaltung des Lebens, auf Entlastung, auf Ortsveränderung usw. beziehen. Auch Alkohol galt einmal als Heilmittel bei Depression. Friedrich Hoffmann (1660–1742), nach dem die bekannten Hoffmannstropfen benannt wurden, hatte zu Anfang des 18. Jahrhunderts über die psychotrope Wirkung des Weins geschrieben: »Wein hat die gewaltige Kraft, die Grillen, Sorge, Furcht und Traurigkeit zu verjagen und hingegen beherzt, kühn, fröhlich und lustig zu machen« (zitiert nach Linde 1988). Vor der Ära der Antidepressiva, auf die nachfolgend noch eingegangen wird, spielte das Opium als »Laudanum« in der Depressionsbehandlung eine wichtige Rolle, weil dadurch die depressive Angst und Herabgestimmtheit etwas gedämpft werden konnten. Von den Therapieformen, die uns heute als sehr gewaltsam erscheinen – Insulin-Schocktherapie, Cardiazol-Schockbehandlung oder auch Elektrokrampftherapie, worin vielfach auch ein Stück Hilflosigkeit bezüglich der Behandlungsmöglichkeiten der schwerkranken Melancholiker zum Ausdruck kommt – hat sich bis heute die in ihrer Anwendungsform jedoch völlig veränderte Elektrokrampfbehandlung erhalten.

In der Depressionsbehandlung sind in den letzten 30–40 Jahren deutliche Fortschritte gemacht worden, und zwar durch die Entdeckung und Weiterentwicklung der Antidepressiva, durch speziell für depressiv Kranke geeignete psychotherapeutische Verfahren, durch weitere biologische Behandlungsverfahren wie Lichttherapie, Schlafentzug und durch begleitende Maßnahmen wie Sport und Gymnastik, Bewegungstherapie, Ergotherapie und Musiktherapie.

Sodann zeichnet sich in den letzten 15 Jahren auch eine deutliche Verbesserung der stationären psychiatrischen Behandlungsmöglichkeiten (Stichwort Depressionsstationen) ab, die einen weiteren Fortschritt in der Behandlung schwer leidender Menschen darstellen. Daß sich die Aufmerksamkeit der Depressionstherapeuten heute auch zunehmend der Familie und dem engeren und weiteren Umfeld der Patienten zuwendet, ist ebenfalls als Fortschritt zu betrachten.

So ist die Depressionsbehandlung heute komplizierter und umfassender und dadurch individueller, erfolgreicher, hilfreicher geworden. Die Depression ist heute eine gut behandlungsfähige Erkrankung, wenn die Behandlung nach dem Stand heutiger therapeutischer Möglichkeiten und Standards erfolgt.

Die in der Überschrift gestellte Frage: »Sind Depressionen behandelbar?« ist deshalb mit einem Wort, nämlich einem eindeutigen Ja zu beantworten. Depressive Erkrankungen können schwere, manchmal schwierig und langwierig behandelbare Krankheitsbilder sein; grundsätzlich sind Hilfe, Besserung, Heilung bei über 80 % der an einer Depression erkrankten Menschen erreichbar, und die verbliebenen 15–20% müssen nicht mehr befürchten, ihr Leben in einem psychiatrischen Großkrankenhaus verbringen zu müssen. Die allermeisten depressiv Kranken leben, auch wenn die Depression nicht völlig symptomfrei gebessert werden kann, in ihren Familien, die meisten sind arbeitsfähig.

Wann ist jemand behandlungsbedürftig?

Depressive Störungen können »sehr flach« verlaufen, d. h. mit wenigen *Symptomen* einhergehen, mit weniger ausgeprägtem Leidensdruck und ohne Behinderung im Alltag oder in der Beziehung zu anderen Menschen. Vielleicht stellt der Betroffene fest, daß er sich längere Zeit müder als sonst, »abgeschlagener«, rascher erschöpfbar fühlt, nicht so viel Lust hat, unter Menschen zu gehen, seinen üblichen Hobbies nachzukommen, vielleicht leidet er mehr unter Schlafstörungen, quält sich mit anstehenden Problemen mehr ab, fühlt sich mehr belastet und hat dadurch natürlich auch einen »Grund«, sich »schlechter als sonst« zu fühlen. Derartige Verstimmungszustände oder auch die oben beschriebenen Trauerreaktionen und reaktiven depressiven Verstimmungen sind häufig und gehören nahezu schon zum Alltag. Bezeichnungen wie »nicht gut drauf sein«, »sich schlechter fühlen«, »Null Bock haben« geben diesen Zustand wieder. Auch die sogenannte Winterdepression, die Abnahme von Antrieb und guter Gestimmtheit während der lichtarmen Wintermonate, die in manchen Gebieten der Welt, z. B. in den skandinavischen Ländern, in den nördlichen Gebieten der USA den Menschen häufiger befallen kann, ist eine subjektiv noch gut erklärbare, fast physiologisch auf die Jahreszeit bezogene Veränderung und Beeinträchtigung. Solange derartige depressiv getönten Verstimmungszustände oder leichte Herabgestimmtheiten die Leistungs- und Beziehungsfähigkeit des Individuums über einige kurzfristige Symptome hinaus nicht beeinträchtigen, empfindet der einzelne auch keine Hilfs- oder Behandlungsbedürftigkeit. Manche depressiv Kranken, die einmal wegen einer stärker ausgeprägten Depression in ambulante oder stationäre Behandlung kommen, berichten über erstaunlich viele Zeiten in ihrem Leben, in denen sie in der oben geschilderten Art depressiv verstimmt waren.

Der eingangs erwähnte Ingenieur, Herr E., litt über Jahre hinweg während der Wintermonate unter Depressivität. Ein befreundeter Chirurg erzählte folgende Geschichte von seiner Frau: Über die ersten Jahre ihrer Ehe hinweg sei es jedes Jahr im Januar, Februar bis in den März hinein zu vermehrtem Streit zwischen dem noch jungen Ehepaar gekommen, wobei seine Frau besonders gereizt, mürrisch, desinteressiert war, man nichts mehr gemeinsam unternehmen konnte, es Schlafstörungen und sexuelle Störungen gab. Auch Zeiten, in denen sie vermehrt Süßigkeiten aß, dann oftmals auch etwas zunahm, fielen ihm auf. Es habe zwei Möglichkeiten zur Besserung dieses Zustandes gegeben: abwarten und durchstehen oder seine Frau in Urlaub dorthin zu schicken, wo die Sonne schien, z. B. in die Südsee oder nach Hawaii. Daß dies mit der Zeit zur finanziellen Belastung wurde, ist offensichtlich. Das Ehepaar lernte dann durch Zufall einen Psychiater kennen, der sich an einer südkalifornischen Universitätsklinik mit Winterdepression beschäftigt hatte, die richtige Diagnose stellte und als Behandlung eine Lichttherapie empfahl, was zur Besserung führte.

Depressive Erkrankungen werden häufig an Zeitpunkten des Lebens deutlich, wenn *Veränderungen* anstehen, zu Zeiten notwendiger biologischer oder psychologischer Veränderungen, zum Beispiel: Ablösung vom Elternhaus; erste Beziehungserfahrungen, damit verbundene Freuden, aber auch Enttäuschungen; Trennungen; Beginn eines gemeinsamen Lebens; Schwangerschaft und Geburt eines Kindes; berufliche Veränderungen, Übernahme von Verantwortung im Beruf; notwendige Veränderungen der Wohnsituation; Veränderungen in den sogenannten Wechseljahren; Berentung und Beendigung des Berufslebens; Auftreten von körperlichen Erkrankungen mit Bedrohlichkeitscharakter und Einschränkungen im mittleren und höheren Lebensalter; notwendige Umzüge, z. B. in ein Altenheim; Ablösung der Kinder aus dem Elternhaus und notwendige Neudefinition der Beziehung des jetzt alternden und alten Ehepaars; Verlust von Lebenskonzepten, Phantasien über nicht mehr erfüllbare Wünschen, Phantasien über Unerledigtes im Leben usw. Bei derartigen Veränderungen besteht die Gefahr des Entstehens einer Depression mit Hilfs- und Behandlungsbedürftigkeit. Man sollte sich dessen bewußt sein, daß derartige Lebensveränderungen und -einschnitte seelische und auch körperliche Kraft erfordern. Der einzelne kann dabei an die Grenzen seiner Belastbarkeit kommen und depressiv reagieren. Aus der Lebenssituation und den dadurch vorliegenden Anforderungen ergeben sich also Hinweise auf Hilfs- oder vielleicht auch Behandlungsbedürftigkeit.

Hilfe kann sich der einzelne beim Partner, bei Freunden, bei den Eltern, beim Vorgesetzten, bei Mitarbeitern, in seiner jeweiligen Bezugsgruppe, in der Gemeinde, beim Pfarrer, beim Hausarzt holen. *Behandlungsbedürftigkeit* liegt dann vor, wenn die Beeinträchtigung nicht mehr selbst oder vom engsten Bekannten- oder Familienkreis bewältigt werden kann, wenn Krankheit vorliegt oder eine Störung, die als Krankheit, als massive Beeinträchtigung von Gesundheit bezeichnet wird. Solche Zustände gehen dann immer auch mit Symptomen einher. Eine Liste, bei welchen Symptomen einer Depression Behandlungsbedürftigkeit durch den Facharzt vorliegt, ist in Tabelle 3 zusammengestellt. Im wesentlichen geht es um Symptome, die an eine schwerere Ausprägung der depressiven Erkrankung und eine bereits länger andauernde Depression denken lassen, um ausgeprägtere körperliche Beeinträchtigung, um den subjektiv empfundenen Leidensdruck des Betroffenen, aber auch des Umfeldes, sowie um deutliche und auffällige Veränderungen gegenüber einem Vorzustand. Je rascher nun die Behandlung beginnt, um so besser.

Für *Angehörige* ist es wichtig, die Hoffnungslosigkeit, die manche depressiv Kranken, insbesondere in der

Tabelle 3. Bei welchen Symptomen ist (fach-)ärztliche Behandlung nötig?

- Tiefe depressive Herabgestimmheit
- Länger (2 Wochen) unverändert und unbeeinflußbar anhaltende Depressivität, keine spontane Besserung
- Deutliche Einengung des depressiven Denkens, depressiver Wahn
- Ausgeprägter Leidensdruck des/der Betroffenen
- Suizidideen, -absichten, akute Suizidgefahr, Zustand nach Suizidversuch
- Ausgeprägte Schlafstörungen
- Deutliche Appetitstörung und Gewichtsabnahme
- Arbeits- und Leistungsunfähigkeit (Haushalt, Beruf)
- Zunehmender Leidensdruck des Umfeldes bei fehlender Krankheitseinsicht des/der Betroffenen
- Agitiertheit oder deutliche Hemmung
- Deutliche Veränderung gegenüber Vorzustand

tiefen Depression verbreiten, nicht zu übernehmen, sich nicht anstecken zu lassen, denn sonst wird wichtige Zeit versäumt. Auch sollte man, insbesondere von schwerer gehemmten Depressiven, die nicht mehr über einen eigenen Antrieb und Willen verfügen, nicht zuviel Eigeninitiative verlangen. Dem entscheidungsunfähigen Depressiven müssen Angehörige den Entschluß, sich in Behandlung zu begeben, abnehmen, um den Beginn einer Therapie überhaupt erst zu ermöglichen. Bei schwersten Formen depressiver Erkrankungen, z. B. bei der wahnhaften Depression oder auch bei einer depressiven Erkrankung, die mit hoher Suizidgefährdung einhergeht, sollte der Kranke ohne Zögern in die Klinik gebracht werden, denn dann kann es um Leben und Tod gehen. Hoffnungslosigkeit, Schuldgefühle, Wertlosigkeitsgefühle, Suizidideen – insbesondere wenn der Betroffene nicht krankheitseinsichtig ist und in wahnhafter Weise sich eher als schlechter, schuldiger Mensch und nicht als krank sieht – sind wichtige Hinweise auf umgehende Behandlungsbedürftigkeit. Angehörige und auch der Haus- oder Nervenarzt sollten dann den Kranken direkt in stationäre psychiatrische Behandlung bringen. Auch wenn Angehörige nachts oder am Wochenende hilflos der schweren Depressivität eines Familienmitglieds gegenüberstehen, ist sofortige Hilfe in einer psychiatrischen Klinik notwendiger als Rücksicht auf Stigmatisierung oder Angst vor Psychiatrisierung. Kein Mensch, ob Angehöriger oder Arzt, würde bei einem Patienten mit akuten Herzschmerzen und Verdacht auf Herzinfarkt oder bei akuter Erstickungsgefahr zögern, den Betroffenen sofort in die nächste Klinik zu bringen. Auch für den Schwer- und Schwerstdepressiven, dessen Depression mit Wahn- oder mit akuten Selbsttötungsideen und -absichten einhergeht, geht es um Leben und Tod.

Erste Anlaufstelle für den depressiv Kranken ist jedoch in der Regel der Hausarzt. Oft suchen depressiv Erkrankte, insbesondere in den Vorstadien der beginnenden Depression, aufgrund uncharakteristischer körperlicher Beschwerden ihren Hausarzt (Allgemeinarzt, Internist) auf. Es ist wichtig, daß der Hausarzt in den geklagten Beschwerden die Anzeichen der Depression erkennt. Eine Überweisung vom Allgemeinarzt zum Psychiater sollte dann erfolgen, wenn Zweifel an der psychiatrischen Diagnose einer Depression bestehen, wenn andere psychische Erkrankungen ausgeschlossen werden müssen (z. B. das Vorliegen einer schizophrenen Erkrankung, einer Suchtkrankheit, einer Demenzerkrankung), wenn auch der Einfluß von körperlichen Erkrankungen abzuschätzen ist (z. B. Depression im Rahmen einer chronischen körperlichen Erkrankung, Depression bei Karzinompatienten etc.). Auch die Schwere der Depression (z. B. Depression mit akuter Suizidalität oder mit Wahnsymptomatik) ist ein Überweisungsgrund zum Psychiater, wenn nicht sogar in umgehende stationäre psychiatrische Behandlung. Auch chronische Verläufe, die bereits über Jahre hinweg dauern, oder die sogenannte Therapieresistenz (unzureichende oder fehlende Besserung durch die üblichen Behandlungsverfahren) sind eine Indikation für die Diagnostik und Mitbehandlung durch den niedergelassenen Psychiater bzw. Nervenarzt.

Was ist Heilung bei der Depression?

In der Hoffnungslosigkeit der tiefen Depression fällt es dem Kranken schwer, an die Möglichkeit der Heilung zu glauben. Nicht selten wird auch der Partner, der seinen depressiv kranken Angehörigen über Monate hinweg durch die Depressivität begleitet, angesteckt und beginnt ebenfalls, an den Hilfsmöglichkeiten zu zweifeln. Ja es gibt sogar Ärzte, die – wohl aus einer eigenen Depressivität heraus – der Ansicht sind, den depressiv Kranken könne man auf Dauer sowieso nicht helfen.

Herr M., ein junger Mann, erkrankte kurz vor dem Abitur an einer schweren Depression. Er war der depressiv-wahnhaften Überzeugung, die Welt gehe an seinem Versagen zugrunde, er könne niemand mehr retten und sei schuld daran. Sein Hausarzt, zu dem er nach einem Suizidversuch mit Tabletten von der Mutter gebracht wurde, meinte zu ihm: »Da kann man Dir sowieso nicht mehr helfen, auch wenn es jetzt besser wird; das Abitur und das Studium kannst Du an den Nagel hängen, wahrscheinlich wirst Du Dich sowieso umbringen«. Seine Mutter ging dann mit ihm zu einem niedergelassenen Psychologen, der zu einer stationären psychiatrischen Behandlung riet. Seit dem Klinikaufenthalt fühlt er sich wohl, hat sein Abitur mit Auszeichnung bestanden und studiert nun bereits mehrere Semester Sport und Germanistik; zu seinem Hausarzt ist er nie wieder gegangen.

Sicher ist dies ein extremes Beispiel. Aber nicht selten lassen sich eben Angehörige und auch Ärzte, insbesondere wenn jemand chronisch depressiv ist, von der Hoffnungslosigkeit anstecken und meinen, eine Hilfe oder gar Heilung«sei überhaupt nicht mehr möglich.

Doch was bedeutet eigentlich »Heilung«? Die Abwesenheit von allen Beschwerden, ein absolutes Gesundsein ohne Stimmungsschwankungen, ohne auch natürliche Leistungseinschränkungen, ohne Beeinträchtigungen, Störungen oder vielleicht auch Krankheit gibt es im menschlichen Leben nicht. Wir wollen uns damit begnügen, unter »Heilung«, wie von Strotzka (1975) formuliert, Symptombesserung bzw. -freiheit, Wiedererlangung der Arbeitsfähigkeit und Beziehungsfähigkeit in den sozialen Bezügen zu verstehen (Tabelle 4).

Die klinische Erfahrung zeigt, daß bei einem Großteil depressiv kranker Menschen eine Besserung der Symptomatik erreicht werden kann. Dies hat z. B. dazu geführt, daß heutzutage auf den sogenannten Langzeitstationen in psychiatrischen Großkrankenhäusern kaum mehr depressiv Kranke zu finden sind. Auch eine chronische oder rezidivierende Depression bedeutet heute nicht mehr stationäre Langzeitbehandlung in einer psychiatrischen Klinik. Allerdings ist eine langfristige Behandlung beim Psychiater bzw. Nervenarzt oder auch in Zusammenarbeit eines Psychiaters mit einem Allgemeinarzt angebracht und notwendig. Dies gilt aber für die meisten chronischen Erkrankungen ebenso, z. B. für die Herzinsuffizienz, den Bluthochdruck, den Diabetes mellitus, die Psoriasis, das Asthma bronchiale usw.

»Heilung« heißt also auch »Leben mit der Erkrankung«, sich Einrichten auf die Erkrankung, Umgehenlernen mit sich selbst als ein Mensch, der zu depressiven Erkrankungen neigt.

Tabelle 4. Was soll die Therapie erreichen?

1. Symptome und Leidensdruck verringern (Symptombesserung)
2. Dem Patienten wieder zur Arbeitsfähigkeit verhelfen (Haushalt, Arbeitsstelle, Hobbies)
3. Die Lebens- und Beziehungsfähigkeit in Partnerschaft, Familie und Umfeld verbessern und wiederherstellen
4. Die Einsichtsfähigkeit des Patienten in depressionsfördernde Aspekte seiner Beziehungen, Arbeit und sozialen Situation verbessern und seine Veränderungsbereitschaft stärken
5. Die Suizidgefährdung vermindern und Hoffnung vermitteln
6. Das Vertrauen in die eigene Person und Leistungsfähigkeit, aber auch Schuld- und Trauerfähigkeit verbessern
7. Das Wiederauftreten von Symptomen oder neuen Krankheitsphasen erkennen und vermeiden helfen
8. Die Entwicklung der Person (Humor, Leidensfähigkeit, Einsichtsfähigkeit, Autonomie) förden

Die meisten depressiv kranken Menschen, die in stationärer Behandlung sind, können entlassen werden, wenn sich die Symptome gebessert haben. Schlafstörungen und Appetitstörungen haben nachgelassen, das Gewicht nimmt wieder zu, innere und äußere Unruhe oder auch innere und äußere Gehemmtheit, z. B. der Denkvorgänge, der Bewegungsabläufe, sind normalisiert, vielleicht ist sogar manche Einstellung zur Person, zur eigenen Leistungsfähigkeit verändert. Der vorher sich schlecht und als Versager fühlende Mensch sieht nun, daß er nicht für alles verantwortlich ist, daß es auch ungünstige situative Bedingungen gegeben hat, daß die Umwelt nicht immer unschuldig ist, daß den Lebensbedingungen, dem Partner auch »Schuld«, besser gesagt Mit-Beteiligung an der Auslösung, am Entstehen einer depressiven Störung zukommt. Und er sieht vielleicht auch seine eigene Verantwortung für das Entstehen seiner Erkrankung.

»Heilung« bedeutet also weiterhin, in einem ersten Schritt symptomgebessert aus der Klinik entlassen zu werden und wieder ohne Therapeut lebensfähig zu sein.

Es bedeutet jedoch nicht, nicht mehr depressiv werden zu können, denn die Disposition dazu, die Anlage, die seelische Bereitschaft, depressiv zu reagieren, vielleicht sogar die Lebenssituation für ein erneutes depressives Krankwerden bleiben weiter bestehen und müssen erst in weiteren Schritten verändert werden.

Die Depressionsbehandlung kann heute eine befriedigende bis sehr gute Symptombesserung erreichen, depressionsauslösende und -unterhaltende Mechanismen in der Psychotherapie aufdecken und bearbeiten sowie Ressourcen erkennen, die hilfreich stabilisierend, depressionsvermeidend und -kupierend wirken können.

Was hilft? – Die heutigen Therapieformen

Bei den heutigen Therapieformen in der ambulanten und klinischen Psychiatrie und Psychotherapie unterscheidet man zwischen

- biologisch-körperbezogenen,
- psychotherapeutischen und
- soziotherapeutisch-systemischen Maßnahmen (Tabelle 5).

Tabelle 5. Übersicht über die Therapieformen in der Depressionsbehandlung.

Zeitlich	Akutbehandlung, Rückfall- bzw. Verschlechterungsprophylaxe, Langzeittherapie
Ort	ambulant (z. B. Hausarzt; Psychiater, Psychologe) stationär (psychiatrische Abteilung, Klinik, Depressionsstation)
Biologische Therapien	– Psychopharmaka (Antidepressiva) – Lithium-Prophylaxe, Carbamazepin – Schlafentzug (sog. Wachtherapie) – Lichttherapie
Psychotherapie	– Tiefenpsychologische Kurz-, Fokaltherapien, seltener klassische Psychoanalyse – kognitive Verhaltenstherapie – Familientherapie, Angehörigenarbeit
Systematische Therapie	– Angehörigenarbeit – Sozialarbeit – Arbeitsplatz, auf die Lebenssituation bezogene Arbeit
Ergänzende Therapieformen	– Ergotherapie, Kunsttherapie – Musiktherapie – Bewegungstherapie – Entspannungsmethoden – Massagen, Sport

Im ambulanten Bereich werden depressiv kranke Menschen in der traditionellen Arzt-Patient-Beziehung behandelt, wobei zunehmend die Einbeziehung von Angehörigen, sofern notwendig auch der gesamten Familie, empfohlen wird. Im stationären Bereich spielt darüber hinaus das Pflegepersonal eine wesentliche Rolle.

8 Medikamente in der Depressionsbehandlung

Frau N., 42jährige Kindergärtnerin, Mutter zweier Kinder, die nach einem schweren Suizidversuch in einer tiefen Depression stationär behandelt werden mußte, erzählt am Ende ihres Klinikaufenthalts ihrem Therapeuten: »Immer wenn ich zu Ihnen gekommen bin, habe ich mir überlegt, was ich sagen soll, und es war immer das gleiche; ich habe mich immer wiederholt, und so leer war es auch in meinem Kopf. Es hat mir geholfen, was Sie mir gesagt haben, es sei etwas an der Unterfläche, die Möglichkeit der Besserung,

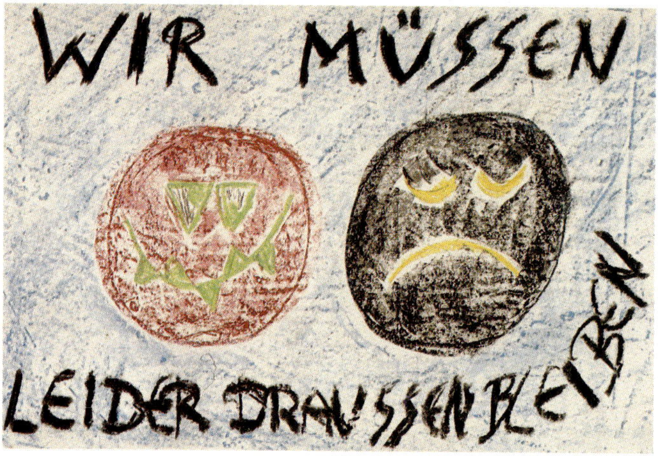

Die Behandlung mit Medikamenten sperrt Manie und Depression aus.

ich solle die Hoffnung nicht verlieren, ich müsse Geduld haben, es sei etwas unter der Oberfläche, es sei noch nicht alles verschüttet, es brauche Zeit hervorzukommen. Es ging mir immer ganz gut nach dem Gespräch, aber es war nur von kurzer Dauer, und es veränderte nichts. Erst als die Medikamente wirkten, hatte ich das Gefühl, Ihre Worte können in mich eindringen, und es wurde mir leichter«.
Frau O., 49 Jahre alt, Hausfrau, deren Gedanken sich in ihrer Depression um Schuldideen drehten, die nachts wach lag und grübelte, beschrieb den Effekt von Medikamenten folgendermaßen: «Die erste Zeit war ich nur immer müde, was unangenehm war, vor allem tagsüber, allerdings konnte ich nachts schlafen. Auch die Unruhe war etwas besser. Irgendwann merkte ich dann, daß meine Gedanken nicht mehr wie ein Strudel immer um das gleiche kreisten, sondern daß ich auch einmal etwas anderes sagen oder denken konnte, als nur immer über mein Versagen. Ich hatte das Gefühl, die Medikamente blockieren in meinem Kopf das Kreisen, das Grübeln, das war ein seltsames Gefühl, aber es erleichterte mich«.
Der 29jährige Koch, Herr P., wurde in einer akuten Beziehungskrise zu seiner hochschwangeren Frau wegen akuter Suizidideen in die Klinik eingewiesen. Er hatte das Gefühl, an allem schuld zu sein, die Familienplanung nicht richtig organisiert zu haben, keinen Überblick mehr über die Finanzen zu haben, litt unter Ängsten, ob er auch alle versorgen könne, wenn die Frau dann nicht mehr arbeiten könnte wegen des Neugeborenen. Weihnachten stand vor der Tür, und er wollte seinen Patenkindern Geschenke machen, er hatte das Gefühl, niemand könne ihm mehr helfen, wußte nicht mehr ein noch aus. Mit den Medikamenten ginge die Depression, könne er schlafen, die Gedanken seien etwas geordneter, weil er nicht mehr so aufgeregt sei; er fühle sich innerlich ruhiger, und die Angst sei auch eher etwas im Hintergrund, der Appetit sei auch wieder da.

Was sind, wie wirken Antidepressiva?

Sicherlich ist es schwierig für den einzelnen depressiv Kranken, den Einfluß von Medikamenten, hier von Antidepressiva auf seine Symptomatik zu beschreiben, denn dies würde eine distanzierte Beobachtung voraussetzen, die in der depressiven Einengung kaum möglich ist. Dies ist erst am Ende einer Behandlung oder in einem etwas gebesserten Zustand möglich. Ärzte sollten nicht nur nach den Nebenwirkungen fragen, sondern auch danach, wie Patienten diese eingenommene chemische Substanz für sich selber, hinsichtlich ihres Krankheitskonzeptes, ihres Bewältigungskonzeptes von Krankheit, hinsichtlich ihres Erlebens von Wirkung beurteilen. Denn in dem Moment, in dem ein Patient ein Antidepressivum zur Behandlung seiner Erkrankung einnimmt, akzeptiert er auch ein somatisches Krankheitskonzept, sozusagen die biologische Seite seiner Depression, die ja, in Worte übersetzt, lauten kann: »Ich habe eine Depression, und diese wird behandelt«. Der psychotherapeutische Ansatz wäre dagegen ein anderer, er würde die Einsicht beinhalten: »Ich bin depressiv aus bestimmten Gründen, die in meinem Denken, meinem Verhalten, meiner Lebensgeschichte liegen«, und die Psychotherapie würde dann eher auf die Entwicklung von Erkenntnis, auf die Stärkung von eigenen Veränderungsmöglichkeiten und Eigenverantwortlichkeit des Patienten abheben. Beide Konzepte, das Sichbehandelnlassen mit Medikamenten und das aktive Nachdenken als eigenverantwortliche Leistung sollen sich in der Therapie ergänzen.

In der Behandlung psychischer Störungen werden heute sogenannte Psychopharmaka eingesetzt.

Unter Psychopharmaka versteht man Medikamente, die auf die Psyche, die seelische Befindlichkeit einwirken, und zwar auf dem Wege über die Beeinflussung der Erregungsbildung und Informationsübertragung an den Neuronen des zentralen Nervensystems, hier des Gehirns.

Die neurobiochemische Hypothese der Depressionsentstehung besagt ja, daß bestimmte Transmittersubstanzen, hier besonders Noradrenalin und Serotonin, eine bedeutsame Rolle bei der Depressionsentstehung spielen. Neurotransmitter wie Noradrenalin und Serotonin dienen der Übertragung eines Nervenreizes, einer Erregung von einer Nervenzelle zur nächsten, von der Präsynapse zur sog. Postsynapse (Abb. 5). Zwischen diesen beiden Kontaktstellen befindet sich ein feiner Spalt, der sog. synaptische Spalt, in welchen die Neurotransmitter Noradrenalin oder Serotonin ausgeschüttet werden, um dann an der sog. Postsynapse, der Kontaktstelle zur nächsten Nervenzelle sich an einem Rezeptor anzulagern und dort wiederum einen Reiz auszulösen. Ein Mangel an Neurotransmitter, also Noradrenalin und/oder Serotonin im synaptischen Spalt würde zu einer Störung der Erregungsübertragung von einer auf die andere Nervenzelle führen. Man spricht hier von der Noradrenalin- und/oder Serotonin-Mangelhypothese (z. B. Schildkraut 1965, Coppen 1967). Im synaptischen Spalt erfolgt gleichzeitig, sozusagen als Schutz vor Übererregung, eine sofortige Wiederaufnahme, eine Rückresorption des Neurotransmitters in die Präsynapse und gleichzeitig ein enzymatischer Abbau durch die sogenannte Monoaminooxidase. Die daraus ableitbare Logik ist relativ einfach: Ursache des Neurotransmittermangels im synaptischen Spalt könnte dann entweder eine zu starke Rückresorption oder ein zu starker Abbau sein. Folgt man diesem Kon-

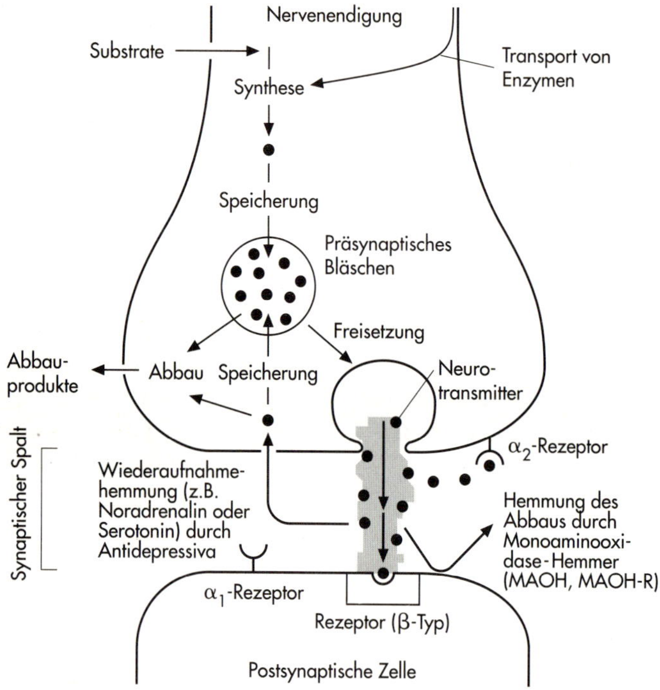

Abb. 5. Schematische Darstellung einer Synapse.

zept, dann wären all diejenigen Medikamente antidepressiv wirksam, die für eine Erhöhung des Noradrenalins und/oder Serotonins in der Präsynapse sorgen, damit genügend an der Postsynapse ankommt und die Weiterleitung des Reizes von einem aufs andere Neuron gewährleistet ist. Und genau dies tun die Antidepressiva sowie die sogenannten Monoaminooxidase-Hemmer, und zwar in der Hauptsache über zwei Mechanismen:

- Wiederaufnahmehemmung, d. h. Blockade der Rückresorption von Noradrenalin und/oder Serotonin in die Präsynapse; dies ist der Mechanismus der meisten Antidepressiva, die als Wiederaufnahme-Hemmer (reuptake inhibition) bezeichnet werden;

- Blockade des Neurotransmitter-Abbaus durch die Monoaminooxidase-Hemmer (MAOH bzw. heute MAOH-R).

Den depressiv kranken Menschen, der mit einem Antidepressivum bzw. einem Monoaminooxidase-Hemmer behandelt wird, interessiert meist weniger der geschilderte neurobiochemische Mechanismus, sondern er interessiert sich eher für die *klinischen Wirkungen* der angewandten Substanzen. Antidepressiva wirken definitionsgemäß »antidepressiv«, d. h. stimmungsaufhellend (thymoleptisch). Man kann die Antidepressiva in eher sedierend-angstlösende auf der einen Seite und eher aktivierend-antriebssteigernde auf der anderen Seite einteilen. Für die Therapie bedeutet das, daß eher sedierende, anfangs dämpfende Antidepressiva bei ängstlich-unruhigen Depressiven (wegen ihrer schlaffördernden Wirkung am besten abends) verwendet werden, dagegen nicht-sedierende oder gar aktivierende, antriebssteigernde Antidepressiva bei eher gehemmt-apathischen und erschöpft wirkenden Depressiven (morgens, um Einschlafstörungen zu vermeiden) verordnet werden.

In Tabelle 6 sind einige wesentliche Eigenschaften der Antidepressiva zusammengefaßt.

Nach ihrer chemischen Struktur werden die Antidepressiva in sog. trizyklische, tetrazyklische und neuartige (die keine trizyklische und keine tetrazyklische Struktur aufweisen) eingeteilt (Tabelle 7). Trizyklisch heißt dabei, daß 3 Benzolringe das Hauptgerüst des Antidepressivums darstellen, tetrazyklisch heißt, daß es 4 Ringe sind, während die selektiven Serotonin-Wiederaufnahmehemmer sowie die Monoaminooxidase-

Tabelle 6. Wichtige Eigenschaften von Antidepressive (AD).

1. Alle AD wirken stimmungsaufhellend (»antidepressiv«, thymoleptische). Manche dämpfen anfangs (sedierend) und sind angstlösend (anxiolytisch), z. B. Amitriptylin, Trimipramin oder Mianserin; andere aktivieren eher und steigern den Antrieb, z. B. Clomipramin; andere stehen dazwischen, z. B. Maprotilin, Paroxetin.
2. Alle AD können oral eingenommen werden; Infusionen mit AD sind meist nicht nötig. Intramuskuläre Injektionen von AD sind nicht angebracht.
3. AD sollen einschleichend über 3–5 Tage bis zur therapeutisch wirksamen Dosis eingegeben werden, sedierende AD abends, aktivierende morgens.
4. Sedierung tritt sehr rasch ein, ebenso Besserung von Schlafstörungen und Unruhe bei sedierenden AD. Die stimmungsaufhellende Wirkung benötigt 7–14 Tage (sog. Latenzzeit), bis sie eintritt.
5. Nebenwirkungen sind lästig, aber selten bedrochlich. Die meisten Nebenwirkungen schwinden nach mehreren Wochen.
6. AD müssen ausreichend dosiert und lange genug (4–6 Monate Akutbehandlung plus 6 Monate nach Besserung zur Rückfallprophylaxe) eingenommen werden.

Hemmer unterschiedliche chemische Strukturen aufweisen.

Die *trizyklischen* Antidepressiva (TZA) sind dabei die in der Entwicklung der antidepressiven Substanzen ältesten und gehen zurück auf das Ende der 50er Jahre vom Schweizer Psychiater Kuhn entdeckte Imipramin. Kuhn hatte diese Substanz, die sozusagen als ein Nebenprodukt eines Neuroleptikums (Medikamente, die im wesentlichen bei der Behandlung schizophrener Psychosen verwendet werden) entstanden ist, von der entsprechenden Pharmafirma zur Erprobung bei chronisch schizophrenen Patienten erhalten und beobachtet, daß diese

Tabelle 7. Gruppen von Antidepressiva und ihre Wirkungen auf Neurotransmittersysteme.

Gruppe	wirkt auf
Trizyklische Antidepressiva (TZA) z. B. Amitriptylin, Clomipramin	Noradrenalin, Serotonin
Tetrazyklische Antidepressiva (TEZA) Maprotilin, Mianserin	Noradrenalin
Selektive Serotonin-Wiederaufnahmehemmer (SSRI) Fluoxetin, Fluvoxamin, Paroxetin	Serotonin
Monoaminooxidase-Hemmer (MAOH-R) Moclobemid	Reversible Hemmung (Inhibition) der Monoaminooxidase A

unter anderem eine Aufhellung ihrer Stimmungslage sowie eine Zunahme an Antrieb und Aktivität zeigten. Er schloß daraus, daß diese Substanz eher bei depressiven Patienten angebracht sei. Dies war der Startschuß für die klinische Anwendung von Antidepressiva und für die Entwicklung des heute zur Verfügung stehenden Repertoirs von antidepressiven Substanzen. Das klassische Imipramin, welches heute noch als Tofranil auf dem Markt ist, jedoch kaum mehr für die Behandlung depressiv kranker Menschen verwendet wird, wurde vielfach abgewandelt und ergänzt, mit dem Ziel, Nebenwirkungen bei erhaltener antidepressiver Hauptwirkung zu vermindern. In der Folgezeit wurden dann die sog. *tetrazyklischen* Antidepressiva (TEZA), von denen heute Maprotilin und Mianserin zur Verfügung stehen, entwickelt.

Kurze Zeit nach der Entdeckung des Imipramins wurden auch die ersten *Monoaminooxidase-Hemmer* entdeckt, von denen heute noch in Deutschland das Tranylcypromin (Jatrosom) auf dem Markt ist; es wird von den meisten Psychiatern für die ambulante Behandlung depressiv Kranker heute jedoch wegen des hohen Nebenwirkungsrisikos, der Gefährlichkeit der Nebenwirkungen und der einzuhaltenden Diätvorschriften abgelehnt. In der Zwischenzeit kam es jedoch zur Entwicklung eines neuen Monoaminooxidase-Hemmers, der als RIMA (reversible Inhibition, d. h. Hemmung, der Monoaminooxidase A) bezeichnet wird; derzeit gibt es davon ein Produkt, das Moclobemid (Aurorix) auf dem Markt; weitere Substanzen werden folgen. Der Vorteil dieser neuen Substanz ist, daß durch Veränderung des chemischen Angriffspunktes die gefährlichen Nebenwirkungen der klassischen MAOH wegfallen.

Die klassischen trizyklischen Antidepressiva, z. B. Amitriptylin (u.a. Saroten) oder Clomipramin (auf dem deutschen Markt als Anafranil), Doxepin (auf dem Markt als Aponal oder Sinquan), um nur einige zu nennen, hemmen die Wiederaufnahme sowohl von Noradrenalin als auch von Serotonin. Von den tetrazyklischen Antidepressiva zeigt das inzwischen ebenfalls klassische Maprotilin (auf dem Markt u.a. als Ludiomil) eine selektive Wirkung nur auf die Noradrenalin-Hemmung. Die neueren selektiven Substanzen hemmen dagegen die Wiederaufnahme von Serotonin. Auf dem deutschen Markt sind derzeit die Substanzen Fluvoxamin als bisher älteste (Fevarin), Fluoxetin (Fluctin) und Paroxetin (Seroxat bzw. Tagonis) vefügbar. In Tabelle 8 sind die derzeit in Deutschland erhältlichen und häufig verordneten antidepressiven Substanzen aufgelistet.

Was ist klinisch, d. h. in bezug auf die Besserung der Symptomatik von Antidepressiva zu erwarten?

Tabelle 8. Antidepressiva – Auswahl.

Chemische Kurz-bezeichnung	Handelsname (Beispiel)	Übliche Tagesdosis [mg]	Klinische Wirkung
Amitriptylin	Saroten	75–150	sedierend, angstlösend
Doxepin	Aponal	50–300	sedierend, angstlösend
Trimipramin	Stangyl	100–400	sedierend, angstlösend
Clomipramin	Anafranil	50–150	antriebs-steigernd
Maprotilin	Ludiomil	75–150	leicht sedierend, angstlösend
Mianserin	Tolvin	30–90	sedierend, angstlösend
Fluoxetin	Fluctin	20	leicht aktivierend
Fluvoxamin	Fevarin	50–200	leicht aktivierend
Paroxetin	Seroxat	20–40	leicht aktivierend
Moclobemid	Aurorix	300–600	aktivierend

Grundsätzlich sollen Antidepressiva die Stimmung stabilisieren und heben, sie sollen entweder Getriebenheit und Unruhe dämpfen oder Hemmung und Antriebslosigkeit normalisieren, dabei auch Angst lösen, Schlaf-, Appetit- und Libidostörungen verbessern und die Einengung des Denkens »lockern« helfen. Dabei tritt z. B. die Sedierung sehr rasch, bereits kurze Zeit nach Einnahme der Medikation ein, ebenso die Besserung von Schlafstö-

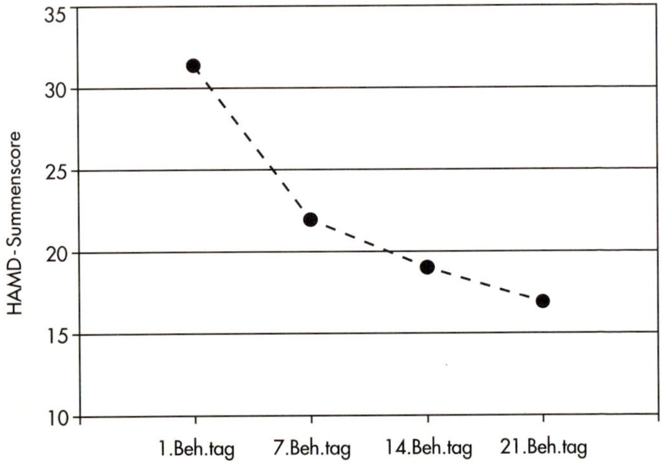

Abb. 6. Depressionsverlauf unter antidepressiver Medikation über 21 Tage; gemessen mit der Hamilton-Depressionsskala (HAMD) an 62 Patienten. (Barg 1994, unveröffentlicht).

rungen und Unruhe mit Hilfe von sedierenden Antidepressiva; die stimmungsaufhellende Wirkung selbst benötigt 7–14 Tage, was als sogenannte Latenz bezeichnet wird. Dies läßt vermuten, daß Antidepressiva Heilungsprozesse anstoßen, die dann gewisse Zeit benötigen, bis sie eintreten.

Der Verlauf einer Besserung unter Therapie mit Antidepressiva (hier Paroxetin), gemessen mit der sog. Hamilton-Depressionsskala, ist in Abb. 6 gezeigt. Die Hamilton-Depressionsskala ist ein Fragebogen, der von Therapeuten oder anderen Beobachtern ausgefüllt wird. Er besteht aus 17 bzw. 21 oder 24 Fragen (sog. Items), in denen z. B. die vorliegende Stimmung, der Schlaf, die Arbeitsfähigkeit, Tagesschwankungen der Depression, Ängstlichkeit, depressives Denken eingeschätzt werden kann. In Tabelle 9 ist eine Hamilton-Depressionsskala mit 24 Items wiedergegeben. Neben derartigen Fremd-

Tabelle 9. Hamilton Meßskala für Depressionen.

Datum ☐☐ ☐☐ ☐☐ Name des Patienten (Initialen):

Jeweils die Ziffer ankreuzen, ↓ die den Zustand des Patienten am besten charakterisiert.

1. Depressive Stimmung	0		Nicht vorhanden
	1		Nur auf Befragen zu entnehmen
	2		Vom Patienten spontan geäußert
	3		Nur aus dem Verhalten zu schließen (z. B. Gesichtsausdruck, Stimme, Körperhaltung, Tränen)
	4		Vornehmlich aus Äußerungen und Verhalten des Patienten abzuleiten
2. Schuldgefühle	0		Nicht vorhanden
	1		Selbstvorwürfe, glaubt Mitmenschen enttäuscht zu haben
	2		Schuldgefühle oder Grübeln über frühere Verfehlungen
	3		Krankheit wird als Strafe empfunden, Schuld-Wahn
	4		Anklagende oder bedrohende akustische oder optische Halluzinationen

Tabelle 9. Fortsetzung.

3. Suizidalität	0		Keine Anhaltspunkte
	1		Lebensüberdruß
	2		Todeswunsch
	3		Suizidgedanken oder entsprechendes Verhalten
	4		Suizidversuch (jeder ernste Versuch = Score 4)
4. Einschlafstörung	0		Keine
	1		Gelegentliche Einschlafstörung (mehr als 1/2 Stunde)
	2		Regelmäßige Einschlafstörung
5. Durchschlafstörung	0		Keine
	1		Patient klagt über unruhigen oder unterbrochenen Schlaf
	2		Nächtliches Aufwachen bzw. Aufstehen (falls nicht nur zur Miktion)
6. Schlafstörung am Morgen	0		Keine
	1		Aufwachen am frühen Morgen, aber nochmaliges Einschlafen
	2		Zu frühes Erwachen ohne darauffolgenden Schlaf

Tabelle 9. Fortsetzung.

7. Arbeit und Beschäftigung	0		Keine Beeinträchtigung
	1		Fühlt sich leistungsunfähig, müde oder schlapp bei Arbeit, Hobby und anderen Tätigkeiten
	2		Mangelndes Interesse an Arbeit und anderen Tätigkeiten, muß sich dazu zwingen. Sagt das spontan oder läßt es erkennen
	3		Abfall der Produktivität und des dazu benötigten Zeitaufwandes. Bei stationärer Behandlung: wenn weiger als 3 Stunden Beschäftigung aus eigener Initiative Score 3 einsetzen
	4		Hat wegen Krankheit nicht mehr gearbeitet. Bei stationärer Behandlung: wenn keine spontane Beschäftigung Score 4 einsetzen
8. Hemmung	0		Sprache und Denken normal
	1		Geringe Verlangsamung bei der Exploration feststellbar
	2		Deutliche Verlangsamung bei der Exploration feststellbar
	3		Exploration erschwert
	4		Stupor

Tabelle 9. Fortsetzung.

9. Erregung	0		Keine	
	1		Unruhe der Hände oder ähnliches	
	2		Händeringen, Haarraufen, Nägelbeißen, Lippenbeißen	
10. Angst psychische Komponente	0		Keine	
	1		Subjektive Spannung und Reizbarkeit	
	2		Kümmern wegen Kleinigkeiten	
	3		Angstausdrücke in Gesicht und Sprache	
	4		Angst wird spontan geäußert	
11. Angst körperliche Komponente	0		Keine	Körperliche Begleiterscheinung der Angst wie: Gastrointestinale:Mundtrockenheit, Meteorismus, Verdauungsstörungen, Diarrhoe, Spasmen, Aufstoßen Kardiovaskuläre: Herzklopfen, Kopfschmerzen Respiratorisch: Hyperventilation, Seufzen Gehäufter Harndrang; Schwitzen
	1		Geringe	
	2		Mäßige	
	3		Starke	
	4		Extrem starke	

Tabelle 9. Fortsetzung.

12. Körperliche Symptome Gastrointestinale	0		Keine	
	1		Appetitmangel, ißt aber ohne Zuspruch, Schweregefühl im Magen	
	2		Muß zum Essen angehalten werden, Verlangt oder benötigt Abführmittel oder andere gastrointestinale Medikamente	
13. Körperliche Syndrome Allgemeine	0		Keine	
	1		Schweregefühl oder Schmerzen der Glieder, Rücken oder Kopf, Energieverlust, Ermüdbarkeit usw.	
	2		Eruierbare Syndrome – Score 2 einsetzen	
14. Störungen der Sexualität und im Bereich der Genitalien	0		Keine	z.B. Libidoverlust
	1		Gering	Menstruationsstörungen
	2		Starke	
	3		Nicht ermittelt	

Tabelle 9. Fortsetzung.

15. Hypochondrische Symptome	0		Nicht vorhanden
	1		Verstärkte Selbstbeobachtung (körperbezogen)
	2		Besorgnis um Gesundheit
	3		Zahlreiche Beschwerden, hilfesuchen etc.
	4		Hypochondrischer Wahn
16. Gewichtsverlust entweder A oder B ausfüllen	A		Nach Vorgeschichte (vor Behandlung):
	0		Kein Gewichtsverlust
	1		Wahrscheinlich Gewichtsverlust während jetziger Krankheit
	2		Sicherer Gewichtsverlust nach Angaben des Patienten
	B		Nach wöchentlichem Wiegen in der Klinik, wenn Gewichtsverlust
	0		Weniger als 0,5 kg/Woche
	1		Mehr als 0,5 kg/Woche
	2		Mehr als 1 kg/Woche

Tabelle 9. Fortsetzung.

17. Krankheitseinsicht	0		Fühlt sich depressiv und krank	
	1		Räumt Krankheit ein, führt sie aber auf Ernährung, Klima, Überarbeitung, mangenlnde Ruhe, Infektion etc. zurück	
	2		Bestreitet krank zu sein	
18. Tagesschwankungen			Nachmittag Vormittag und Abend 0 – 0 – keine 1 – 1 – gering 2 – 2 – stark	Wenn morgens oder abends Verschlechterung, bitte vermerken und Schweregrad ankreuzen
19. Depersonalisation und Derealisation	0		Nicht vorhanden	
	1		Gering	z. B.: Entfremdungsgefühl
	2		Stark	nihilistische Gedanken
	3		Extrem	

Tabelle 9. Fortsetzung.

20. Wahnbildung	0		Keine
	1 2		Mißtrauen
	3		Beziehungsideen
	4		Wahn (z. B. Beziehungs- oder Verfogungswahn)
21. Zwangssymptome	0		Keine
	1		Leichte
	2		Schwere
22. Hilflosigkeit	0		Nicht vorhanden
	1		Nur auf Befragen zu entnehmen
	2		Spontan geäußert
	3		Braucht Aufmunterung, Führung und Ansporn, um die nötigen Tätigkeiten auf der Abteilung ausführen zu können
	4		Braucht Hilfe bei Kleiden, Kämmen, Essen, persönlicher Hygiene und um zugewiesene Pflichten zu erfüllen

Tabelle 9. Fortsetzung.

23. Hoffnungslosigkeit	0		Nicht vorhanden
	1		Zweifelt Zeitweilig an Besserung, läßt sich aber überzeugen
	2		Konstant anhaltendes Gefühl der Hoffnungslosigkeit, akzeptiert Aufmunterung
	3		Äußert Enttäuschung, Hoffnungslosigkeit, Pessimisus über die Zukunft, Aufmunterung unzugänglich
	4		Spontan und und unerwartet reseviert, »Es wird sich nie bessern« oder ähnliches
24. Wertlosigkeitsgefühl (Verlust von Selbstein-schätzung)	0		Nicht vorhanden
	1		Nur auf Befragen zu entnehmen
	2		Spontan geäußert
	3		Unterschied von Score 2, indem Patient spontan behauptet, daß er »schlecht« sei oder »minderwertig« etc.
	4		Wertlosigkeitswahn

beurteilungsskalen werden auch sog. Selbstbeurteilungsskalen verwendet, die von den betroffenen Depressiven selbst ausgefüllt werden. Am häufigsten wird das Beck-Depressionsinventar (BDI)verwendet, das von dem amerikanischen Psychiater und Psychoanalytiker Beck entwickelt wurde (Tabelle 10).

Bei einer nicht durch zusätzliche Belastungsfaktoren (z. B. körperliche Erkrankung, schwierige Problemsituation, Persönlichkeitsstörung, soziale Probleme) erschwerten Depression kann man in 6–8 Wochen bei etwa 60–75% der Patienten mit einer guten Symptombesserung rechnen.

Antidepressiva werden üblicherweise in Tablettenform eingenommen. Dabei beginnt man mit niedrigen Dosierungen, die über 3–4 Tage hinweg bis zur therapeutisch wirksamen Dosis erhöht werden. Man weiß heute, daß das Medikament einen gewissen Spiegel im Blut erreichen muß, damit überhaupt genug davon bis ins Gehirn kommt. Es wäre falsch, aus Scheu vor der chemischen Substanz oder Angst vor »Abhängigkeit« eine zu niedrige Dosierung zu wählen. Die Behandlung muß auch lange genug dauern, wobei man heute für die Behandlung einer »üblichen«, also nicht durch Komplikationen verstärkten Depression mit einer *Akutbehandlungsdauer* von 4–6 Monaten rechnet, bis eine deutliche Symptombesserung eingetreten ist, die mindestens 8 Wochen andauern muß. Danach folgt über weitere 6 Monate entweder in gleicher oder in einer reduzierten Dosierung die sogenannte *Erhaltungstherapie*.

Herr R., ein agitiert-ängstlich depressiver Patient wird von seinem Psychiater mit Amitriptylin oder mit Maprotilin behandelt. Die therapeutische Dosierung von 150 mg wird innerhalb von einer Woche erreicht; begonnen wurde mit 50 mg Amitriptylin oder Maprotilin am Abend, das dann auf 75 mg zur Nacht und 75 mg morgens gesteigert wurde.

Tabelle 11. Beck-Depressionsfragebogen.

Pat.-Nr.________ Datum:__ .__ . __

Lesen Sie bitte zunächst alle Aussagen des Abschnittes A und umranden Sie nur diejenige Aussage mit einem O, welche am ehesten auf Sie zutrifft. In den folgenden Abschnitten B, C, D usw. gehen Sie bitte in gleicher Weise vor.

A

O Ich bin nicht traurig.
1 Ich bin schwermütig oder traurig.
2 Ich bin dauernd schwermütig oder traurig und kann aus dieser Stimmung nicht herauskommen.
2 Ich bin so traurig und unglücklich, daß es mich quält.
3 Ich bin so traurig und unglücklich, daß ich es nicht mehr aushalten kann.

B

0 Ich sehe nicht besonders ängstlich oder mutlos in die Zukunft.
1 Ich sehe mutlos in die Zukunft.
2 Ich glaube, ich habe nichts mehr zu erwarten.
2 Ich fürchte, ich werde aus meinen Schwierigkeiten nicht mehr herauskommen.
3 Ich glaube, daß meine Zukunft hoffnungslos ist und die Dinge sich nicht zum Besseren wenden können.

C

0 Ich fühle mich nicht als Versager.
1 Ich glaube, ich habe öfter versagt als die meisten anderen Menschen.
2 Ich glaube, ich habe im Leben wenig geschafft, was sich gelohnt hätte oder was von Bedeutung ist.
2 Wenn ich auf mein Leben zurückblicke, sehe ich eine Menge Fehlschläge.
3 Ich glaube, ich bin ein völliger Versager (als Vater, Mutter, Ehemann, Ehefrau).

Tabelle 11. Fortsetzung.

D
0 Ich bin nicht unzufrieden.
1 Ich fühle mich meist gelangweilt.
1 Ich kann mich nicht mehr so freuen wie früher.
2 Mich kann nichts mehr befriedigen.
3 Ich bin mit allem unzufrieden.

E
0 Ich habe keine besonderen Schuldgefühle.
1 Ich habe oft das Gefühl, daß ich schlecht oder wertlos bin.
2 Ich habe oft ziemliche Schuldgefühle.
2 Ich habe dauernd das Gefühl, schlecht und wertlos zu sein.
3 Ich glaube, daß ich ein sehr schlechter, wertloser Mensch bin.

F
0 Ich habe nicht das Gefühl, vom Schicksal gestraft zu sein.
1 Ich habe das Gefühl, daß mir etwas Schlimmes zustoßen könnte.
2 Ich glaube, daß das Schicksal mich straft oder strafen wird.
2 Ich fühle, daß ich solche Schicksalsschläge verdiene.
3 Ich wünsche mir, daß ich bestraft werde.

G
0 Ich bin mit mir nicht unzufrieden.
1 Ich bin von mir enttäuscht.
1 Ich kann mich selbst nicht leiden.
2 Ich ekele mich vor mir selber.
3 Ich hasse mich.

H
0 Ich meine nicht, daß ich schlechter bin als sonst irgendjemand.
1 Ich bin sehr kritisch, was meine Schwächen oder Fehler angeht.
2 Ich mache mir Vorwürfe bei allem, was schiefgeht.
3 Ich glaube, daß ich viele schlimme Fehler habe.

Tabelle 11. Fortsetzung.

I	
0	Ich käme nicht auf die Idee, mir selber etwas anzutun.
1	Ich denke manchmal daran, mir etwas anzutun, aber ich brächte es nicht fertig.
2	Ich glaube, es wäre besser, wenn ich tot wäre.
2	Ich habe bestimmte Vorstellungen, wie man Selbstmord verübt.
2	Ich glaube, meine Familie wäre besser dran, wenn ich tot wäre.
3	Ich würde mich umbringen, wenn ich es könnte.
J	
0	Ich weine nicht öfter als früher.
1	Ich weine häufiger als früher.
2	Ich weine jetzt dauernd. Ich kann auch nicht aufhören zu weinen.
3	Früher konnte ich weinen; aber jetzt habe ich keine Tränen mehr, selbst wenn ich weinen möchte.
K	
0	Ich bin nicht reizbarer als früher.
1	Ich werde leichter ungeduldig oder gereizt als früher.
2	Ich bin dauernd gereizt.
3	Was mich sonst geärgert hat, regt mich nun schon nicht mehr auf.
L	
0	Ich habe das Interesse an anderen Menschen nicht verloren.
1	Mich interessieren andere Leute weniger als früher.
2	Ich kümmere mich kaum noch um andere Menschen und kann wenig für sie empfinden.
3	Ich habe mein Interesse an anderen Menschen verloren und kümmere mich nicht mehr um sie.
M	
0	Ich bin so entschlußfreudig wie immer.
1	Ich bin unsicherer geworden und versuche, Entschlüsse aufzuschieben.
2	Ich kann mich ohne fremde Hilfe zu nichts mehr entscheiden.
3	Ich kann überhaupt keine Entschlüsse mehr fassen.

Tabelle 11. Fortsetzung.

N

0 Ich finde, daß ich nicht schlechter aussehe als früher.
1 Es bekümmert mich, daß ich alt oder unattraktiv aussehe.
2 Ich spüre, daß ich mich in meinem Aussehen dauernd ändere und dadurch immer unattraktiver werde.
3 Ich glaube, daß ich häßlich oder abstoßend aussehe.

O

0 Ich kann so gut arbeiten wie immer.
1 Ich muß mir einen Ruck geben, bevor ich etwas anfange.
1 Ich arbeite nicht mehr so gut wie früher.
2 Ich muß mich geradezu zwingen, etwas zu tun.
3 Ich kann gar nichts mehr tun.

P

0 Ich schlafe so gut wie immer.
1 Ich wache neuerdings morgens unausgeruht aus.
2 Ich wache jetzt immer eine bis zwei Stunden früher auf und schlafe nur schlecht wieder ein.
3 Ich wache mehrere Stunden früher auf und kann nicht mehr einschlafen.

Q

0 Ich ermüde nicht eher als früher.
1 Ich bin leichter ermüdet als früher.
2 Schon die geringste Anstrengung ermüdet mich.
3 Ich bin zu müde, um irgend etwas zu tun.

R

0 Mein Appetit ist nicht schlechter als sonst.
1 Mir schmeckt es nicht mehr so wie früher.
2 Mein Appetit ist viel schlechter als sonst.
3 Ich habe überhaupt keinen Appetit mehr.

S

0 Ich habe in letzter Zeit kaum abgenommen.
1 Ich habe mehr als fünf Pfund verloren.
2 Ich habe mehr als zehn Pfund verloren.
3 Ich habe mehr als 15 Pfund verloren.

Tabelle 11. Fortsetzung.

T
- 0 Ich sorge mich um meine Gesundheit nicht mehr als gewöhnlich.
- 1 Ich sorge mich um Schmerzen, Magendrücken, Verstopfung oder andere körperliche Beschwerden.
- 2 Ich bin so mit dem beschäftigt, wie es mir geht und was ich fühle, daß ich kaum an etwas anderes denken kann.
- 3 Ich bin vollkommen damit beschäftigt zu beobachten, wie ich mich fühle.

U
- 0 Ich kann in letzter Zeit keine Veränderungen in meinem sexuellen Interesse feststellen.
- 1 Ich habe weniger sexuelles Verlangen als früher.
- 2 Ich habe kaum noch sexuelles Verlagen.
- 3 Ich habe gar kein Verlangen mehr nach sexueller Betätigung.

Die sedierende Wirkung ist anfangs sehr stark und klingt dann nach 2–3 Wochen ab. Diese Behandlung wird nun über 4 Monate fortgesetzt, nach etwa 4–6 Wochen ist die Symptombesserung deutlich, nach 4 Monaten Behandlung ist eine sehr gute Symptomreduktion erreicht, die mehrere Wochen stabil bleibt. Nun folgt die Erhaltungstherapie bzw. Verschlechterungs- oder Rückfallprophylaxe. Der Psychiater kann die Dosis – sofern keine Verschlechterung eintritt – etwa auf die Hälfte der bisherigen reduzieren. Er kann die Dosierung aber auch beibehalten, und sie dann gegen Ende der Therapie allmählich reduzieren. Das Absetzen der Antidepressiva erfolgt schrittweise über Wochen hinweg. Insgesamt muß Herr. R. so ca. 8–10 Monate lang Antidepressiva einnehmen.

Nebenwirkungen

Alle Medikamente, die Wirkung haben, haben auch Nebenwirkungen, wenngleich in unterschiedlicher Häufigkeit. Dieser Grundsatz gilt auch für Antidepressiva. Die klassischen Antidepressiva, tri- und tetrazyklische AD, weisen am häufigsten folgende Nebenwirkungen auf:

- Sedierung, die einerseits erwünscht, anderseits als lästige Nebenwirkung empfunden werden kann;
- Überaktivierung, die als innere Unruhe mit Einschlafstörungen bewertet werden kann;
- sogenannte Akkomodationsstörungen, d. h. Störungen der Feineinstellung der inneren Augenmuskeln, die der Einstellung des Auges von Weit- auf Nahsicht bzw. umgekehrt dienen.

Aus diesen Gründen sind die meisten Menschen zu Beginn der Depressionsbehandlung fahruntüchtig. Ein unbehandelter Depressiver ist allerdings in bezug auf seine *Verkehrstüchtigkeit* als gestörter und schlechter einzuschätzen ist als ein mit Antidepressiva erfolgreich behandelter Patient. Die Rechtsprechung vertritt hier unterschiedliche Auffassungen.

Die Akkomodationsstörung bessert sich in der Regel nach 3–6 Wochen bzw. nach Reduktion des Medikamentes, so daß keine Brille verordnet werden muß.

Weitere Nebenwirkungen sind: Störungen beim Wasserlassen durch Erhöhung der Muskelspannung im Blasenschließmuskel; Obstipation, die jedoch gleichzeitig ein Symptom der Depression sein kann; Gefahr eines Glaukomanfalls bei bereits bestehendem Glaukom (grüner Star) durch erhöhten Augeninnendruck (sehr selten). Häufig wird auch eine Erhöhung der Herzfrequenz über 2–3 Wochen hinweg beobachtet, die manchmal als unangenehm empfunden wird. Alle anderen Nebenwirkungen der tri- und tetrazyklischen Antidepressiva (z. B. Störung der Bildung von weißen Blutkörperchen durch Mianserin, Erniedrigung der Krampfschwelle durch nahezu alle Antidepressiva, allergische Reaktionen usw.) sind eher selten.

Kommt es, z. B. bei alten Menschen oder bei einer zu raschen und zu hohen Dosiserhöhung, zu überhöhten Serumspiegeln, dann treten Symptome wie Verwirrtheit, Desorientiertheit, Unruhe auf. Der Arzt muß dann das Antidepressivum sofort absetzen. Im Elektrokardiogramm findet man bei Einnahme von trizyklischen Antidepressiva manchmal Rhythmusstörungen. Diese sog. kardiotoxischen Nebenwirkungen sind nur bei vorgeschädigtem Herzen, z. B. nach Herzinfarkt gefährlich, bei einem Menschen mit einem gesunden Herzen sind durch Antidepressiva bewirkte Herzrhythmusstörungen niedrigeren Ausmaßes nur selten bedrohlich.

Bei den selektiven Serotonin-Wiederaufnahmehemmern muß man mit anderen Nebenwirkungen rechnen: Am bekanntesten ist hier die Übelkeit, die in den ersten beiden Wochen auftreten kann, danach jedoch wieder schwindet. Kopfschmerzen, Schwindelgefühle, zeitweise innere Unruhe, Einschlafstörungen können weitere Nebenwirkungen bzw. unangenehme Begleiterscheinungen sein, die insbesondere in der ersten Zeit oder bei Dosiserhöhung auftreten. Selektive Serotonin-Wiederaufnahmehemmer und auch der neue Monoaminooxidase-Hemmer Moclobemid sind besonders geeignet für die Behandlung depressiver Menschen höheren Lebensalters sowie von Menschen, die aufgrund einer internistischen Erkrankung nicht mit den klassischen tri- oder tetrazyklischen Antidepressiva behandelt werden dürfen.

Die Antidepressiva haben einen bedeutsamen Fortschritt in der Therapie depressiver Erkrankungen bewirkt und sind heute aus der Depressionsbehandlung nicht mehr wegzudenken. Genauso wie ein depressiv kranker Mensch Anspruch auf eine seiner Situation und Erkrankung angepaßte Psychotherapie hat, hat er auch Anspruch auf eine adäquate und kunstgerechte antidepressive Medikation.

Tranquilizer und Schlafmittel in der Depressionsbehandlung

Sogenannte Beruhigungsmittel (Tranquilizer) und Schlafmittel (Hypnotika) spielen eine begrenzte Rolle in der Behandlung depressiv kranker Menschen. Da heute beide Medikamente überwiegend der gleichen Gruppe angehören, nämlich den Benzodiazepinen, werden sie hier gemeinsam besprochen.

Die erwünschten Wirkungen von Tranquilizern und Hypnotika sind Entspannung, Beruhigung, Angstlösung, Herbeiführung von Schlaf, emotionale Distanzierung, Dämpfung depressiven oder auch schizophren-psychotischen Erlebens; in der Neurologie werden Tranquilizer auch zur Muskelentspannung bzw. in der Epilepsiebehandlung eingesetzt. Die Hauptgruppe dieser Medikamente stellen die sogenannten Benzodiazepine dar, alle anderen als Schlaf- oder Beruhigungsmittel verwendeten Medikamente spielen zahlenmäßig keine große Rolle. Die früher häufig verwendeten Barbiturate (z. B. Pentobarbital oder Phenobarbital) oder die Bromide (z. B. Magnesiumbromid) sollten heute als Schlaf- oder Beruhigungsmittel nicht mehr verwendet werden.

Die bekanntesten Benzodiazepin-Tranquilizer sind das Chlordiazepoxid bzw. das Diazepam, welches als Valium weltbekannt wurde. In den Depressionsbehandlung wurden im letzten Jahrzehnt häufig das Bromazepam bzw. das Lorazepam zur Sedierung und zur Angstlösung verwendet, auch das Alprazolam hat eine gewisse Bedeutung erlangt. Als Schlafmittel aus der Benzodiazepin-Reihe werden vor allem Oxazepam oder Flunitrazepam verwendet. Als Beispiel für ein älteres, heute noch eingesetztes Schlafmittel, sei auf das klassische Chloralhydrat verwiesen, auch spielen sog. pflanzliche Sedativa, meist Kombinationen von Baldrian, Hopfen, Johanniskraut usw. vor allem bei leichteren, depressiv gefärbten Befindlichkeitsstörungen in der Allgemeinmedizin eine Rolle. Neuere Schlafmittel, die bezüglich Abhängigkeitsentstehung, Gewöhnungspotential und Entzugsproblemen günstiger als die klassischen Benzodiazepin-Tranquilizer und -hypnotika sein sollen, sind z. B. Zolpidem oder Zopiclon, die erst vor wenigen Jahren auf den Markt kamen und nicht zur Benzodiazepin-Gruppe im engeren Sinne gehören.

Welche Rolle spielen nun die genannten Benzodiazepin-Tranquilizer bzw. die Schlafmittel in der Depressionsbehandlung? Da die meisten Depressionspatienten unter Schlafstörungen leiden, werden häufig, insbesondere zu Beginn der Behandlung, Schlafmittel zusätzlich eingesetzt. Nur kurzzeitig wirkende Schlafmittel werden häufig bei Einschlafstörungen angewendet. Kann ein depressiv Kranker gut einschlafen, wacht dann aber früh morgens um 2 oder 3 Uhr auf, leidet also unter verkürztem Schlaf und morgendlichem Früherwachen, sind kurzzeitig wirkende Schlafmittel ineffektiv, und man muß eher an Schlafmittel mit sogenannter mittellanger Halbwertszeit, die etwa 4–6 Stunden wirksam sind, denken. In der Regel sollten die Schlafmittel nicht länger als 2–3 Wochen eingenommen werden. Bereits nach 4- bis 6wöchiger Einnahmedauer kann es sonst beim Absetzen zu Entzugserscheinungen kommen.

Ein wesentliches Problem, welches zu Einschlafstörungen führt, ist das Grübeln depressiv Kranker. Wegen des Gefühls der Insuffizienz und der raschen Erschöpfbarkeit neigen manche Depressive auch dazu, vorzeitig am Abend ins Bett zu gehen, so als wollte man auf diese Weise Vitalität, neue Kraft tanken und auch gestörten Schlaf der letzten Zeit nachholen. Daß dies nicht möglich ist, daß durch vorzeitiges Zubettgehen eher zusätzliche Einschlafstörungen entstehen, der Schlaf-Wach-Rhythmus verschoben wird, ist Depressiven häufig schwer begreiflich zu machen. Bevor Tranquilizer verordnet werden, sollten die Betroffenen es auf alle Fälle mit anderen Maßnahmen versuchen: Hinausschieben des Zubettgehens, Entspannungsübungen, pflanzliche Sedativa. Auch die Einnahmezeiten der Antidepressiva sind zu überprüfen: Die sedierenden Antidepressiva (z. B. Amitriptylin, Mianserin, Trimipramin oder Maprotilin) sollten in solchen Fällen erst gegen 22.00 Uhr eingenommen werden, um den schlafanstoßenden Effekt der Medikamente zu nutzen. Nicht-sedierende, leicht aktivierende und antriebssteigernde Antidepressiva müssen dagegen morgens und nicht fälschlicherweise im Laufe des Nachmittags oder gar am Abend eingenommen werden, da sie immer wieder auch zu Einschlafstörungen führen können.

Benzodiazepin-Tranquilizer, die tagsüber als *Anxiolytika*, als angstlösende und beruhigende Medikamente verwendet werden, sind eher in der Therapie von Angststörungen (Phobien, Panikstörungen, angstneurotischen Störungen) indiziert als bei der Depressionsbehandlung. Hier werden sie nur verwendet, wenn der Patient unter einer ausgeprägten inneren Unruhe und Getriebenheit leidet, kaum zur Ruhe kommt oder wenn er akut selbstmordgefährdet ist. Dabei wird neben dem klassischen Diazepam auch Lorazepam verwendet. Ziel des Einsatzes von Benzodiazepin-Tranquilizern ist hier die Dämpfung der emotionalen Erregung, die Beruhigung von Angst und Unruhe, die emotionale Distanzierung, die zu diesem Zeitpunkt oftmals nur medikamentös möglich ist. Auch hier darf aus der Verwendung in der akuten Krisenintervention für wenige Tage keine Dauermedikation werden.

Die Bedeutung von Tranquilizern und Hypnotika, Beruhigungs- und Schlafmitteln, liegt also in der kurzfristigen Herbeiführung von Entspannung, Angstlösung, Dämpfung von Unruhe und Erregtheit sowie in der Herbeiführung von Schlaf. Weitere Indikationen und insbesondere Indikationen für eine langfristige Behandlung depressiver Erkrankungen mit Benzodiazepin-Tranquilizern und Hypnotika bestehen nicht. In der Depressionsbehandlung sind die genannten Medikamente kurzzeitige Krücken, die hilfreich sind bzw. sein können, insbesondere zu Beginn einer Depression, bei ausgeprägteren Schlafstörungen und in akuten suizidalen Krisen.

Neuroleptika

Mit der Bezeichnung »Neuroleptika« sind unterschiedliche Psychopharmaka gemeint, die zwei Wirkungen gemeinsam haben, nämlich einmal eine *Wirkung auf psychotische Symptome* wie Wahn, Halluzinationen, zum anderen eine *sedierende* Wirkung zur Dämpfung von psychomotorischer Unruhe, Aggressivität, Angstzuständen, Schlafstörungen. Neuroleptika werden vorwiegend in der Behandlung schizophrener Erkrankungen eingesetzt, und dort haben sie auch ihre Hauptindikation.

Man unterscheidet sogenannte *hochpotente* Neuroleptika, z. B. das Haloperidol als bekannteste chemische Substanz, das Flupentixol oder das Fluphenazin oder das Fluspirilen.

Die sogenannten *niederpotenten* Neuroleptika werden deswegen so genannt, weil sie nur in höherer und hoher Dosierung auf die psychotischen Symptome wie Wahn und Halluzinationen wirken; ihre besondere Wirksamkeit liegt im Bereich der Sedierung, der Dämpfung von ängstlicher Gespanntheit und Unruhe, von psychomotorischer Erregung, von Aggressivität und von Schlafstörungen. Die wohl bekanntesten Substanzen in diesem Bereich sind das Thioridazin, das Levomepromazin, das Chlorprothixen oder das oft in der Allgemein- und inneren Medizin verwendete Triflupromazin. Eine Zwischenstellung (zwischen sogenannten hoch- und sogenannten niederpotenten Neuroleptika) nehmen die sogenannten *mittelpotenten* Neuroleptika ein, die sowohl antipsychotisch als auch sedierend-anxiolytisch wirken; hierzu zählen z. B. Perazin, Clozapin oder auch das Zotepin.

Wo sind nun die *Anwendungsbereiche der Neuroleptika bei der Behandlung depressiv kranker Menschen*? Hochpotente Neuroleptika vom Typ des Haloperidols werden heute nur beim Vorliegen eines depressiven Wahns angewandt. Etwa 15 % der schwer- und schwerstdepressiven Patienten, wie man sie in psychiatrischen Kliniken findet, leiden unter einem klassischen depressiven Wahn (z. B. Schuld-, Versündigungs-, Verarmungswahn, nihilistischer Wahn), der auch mit paranoiden Ideen (z. B. Verfolgungsideen, weil man große Schuld auf sich geladen habe) und selten auch mit Halluzinationen (z. B. die lautwerdende Stimme des Gewissens) einhergehen kann. Hier helfen Neuroleptika in Kombination mit Antidepressiva, wobei die

Behandlung mit Neuroleptika wie die mit Antidepressiva über die Akuttherapie hinaus fortgeführt werden muß.

Niederpotente Neuroleptika, z. B. das Levomepromazin oder das Thioridazin, werden dagegen häufig anstelle von Benzodiazepin-Tranquilizern zur Sedierung von Unruhe, Getriebenheit und zur Behandlung von Schlafstörungen verwendet und haben hierfür auch ihren Platz in der Depressionsbehandlung.

Prophylaxe von Wiedererkrankungen: Antidepressiva, Lithium, Carbamazepin

Depressionen können periodisch, d. h. mehrfach im Leben auftreten. Dies gilt insbesondere für die unipolaren endogenen Depressionen (endogene Depressionen, die immer nur als Depression erscheinen) und für die bipolaren oder manisch-depressiven Erkrankungen, bei denen sich manische und depressive Erkrankungsphasen in unterschiedlicher Häufigkeit abwechseln können. Man schätzt, daß bei unipolaren endogenen Depressionen im Laufe eines Lebens etwa mit 4 depressiven Phasen, bei bipolaren, also manisch-depressiven Erkrankungen im Mittel mit etwa 6 Erkrankungsphasen zu rechnen ist. Das bedeutet, daß grundsätzlich neben der Akuttherapie immer auch die mittel- und langfristige Behandlung mit bedacht werden muß. Man unterscheidet hier die Erhaltungstherapie im direkt an eine Akuttherapie (ambulant oder stationär) anschließenden Zeitraum von etwa 6 Monaten, über den die medikamentöse und natürlich auch die psychotherapeutische Behandlung zumindest weitergeführt werden muß, von der Langzeittherapie, die heute für mindestens 1–3 Jahre zur Rückfall- und Verschlechterungsprophylaxe empfohlen wird.

Zur Minderung der Wiedererkrankungsgefahr (Rezidivprophylaxe) bieten sich heute zwei Hauptschienen an, zum einen die langfristige Gabe von Antidepressiva, zum anderen die sogenannte Lithiumprophylaxe, wobei heute statt Lithium auch Carbamazepin empfohlen wird.

Die *Langzeitverordnung von Antidepressiva* wird in der Praxis dann angewendet, wenn ein bereits längerfristiger Depressionsverlauf oder eine Tendenz zur Chronifizierung vorliegt, wenn eine weitere Verschlechterung droht oder wenn der Kranke eine Lithiumprophylaxe bzw. die Verwendung von Carbamazepin ablehnt. Amerikanische Studien zeigten, daß mit der Langzeitbehandlung die Rückfallgefahr deutlich reduziert werden kann.

Die *Lithium-Prophylaxe* ist ebenfalls eine etablierte, gut erforschte und seit mehreren Jahrzehnten bewährte Prophylaxemethode. Lithium ist ein metallisches Element, das Anfang des Jahrhunderts entdeckt wurde. Es kommt in der Natur weit verbreitet vor und wird seit 1949 zunächst in der Behandlung von manischen Erregungszuständen, seit den 60er Jahren auch zur Prophylaxe verwendet (Laux 1992, Felber 1993).

Bei der manisch-depressiven Erkrankung wird der Arzt dann eine Lithiumprophylaxe vorschlagen, wenn innerhalb von 4 Jahren 2 Krankheitsphasen oder 3 Phasen insgesamt aufgetreten sind; bei den unipolaren endogenen Depressionen gilt als Kriterium hoher Rückfallgefährdung das Vorliegen von 2 Krankheitsphasen innerhalb von 5 Jahren oder eine Gesamtzahl von 4 Phasen im bisherigen Krankheitsverlauf (Laux 1992). Man geht heute davon aus, daß etwa ein Drittel der betroffenen Patienten völlige Rezidivfreiheit, ein weiteres Drittel eine Verminderung der Häufigkeit der Erkrankung bzw. des Schweregrades erreicht.

Der 54 Jahre alte Herr S., der stets im mittleren Management großer Firmen tätig war, leidet seit ca. 15 Jahren an einer manisch-depressiven Erkrankung. In den ersten 5 Jahren hatte er mindestens 3 manische Zustände und 2 depressive Nachschwankungen. Von den manischen Phasen war nur eine so stark ausgeprägt, daß er stationär behandelt werden mußte. Die beiden anderen manischen Episoden wurden ambulant behandelt, führten jedoch jeweils zu unvernünftigen, unüberlegten und die jeweiligen Kompetenzbereiche überschreitenden Handlungen am Arbeitsplatz (z. B. Abschluß von Verträgen, für die keine Kompetenz und keine Zeichnungsberechtigung vorlag) mit der Folge der fristlosen Entlassung. Seit Beginn der Lithiumprophylaxe vor nun nahezu 10 Jahren war eine stationäre Behandlung nicht mehr notwendig, und nur im ersten Jahr nach Beginn der Prophylaxe kam es noch einmal zu einer deutlichen maniformen Schwankung, die jedoch vom Patienten selbst mit sedierenden Medikamenten – die Erkrankung trat während eines Segelurlaubes auf – so weit gedämpft werden konnte, daß er »sich im Griff« behielt. Während der ersten 3–4 Jahre nach Beginn der Lithiumprophylaxe auftretende leichte depressive Verstimmungen, die 2–3 Monate andauerten, wurden kurzfristig mit Antidepressiva behandelt. Während dieser Zeit war der Patient jedoch arbeits- und leistungsfähig, eine stationäre Behandlung war nicht mehr notwendig. Er behielt seinen Arbeitsplatz und ist heute – nach nun 10jähriger Lithiumprophylaxe – körperlich fit, sportlich und leistungsfähig. Neben der Lithiumprophylaxe lief mehrere Jahre lang eine regelmäßige psychotherapeutische Betreuung.

Sicher ist ein Leben mit einer Dauermedikation auch eine Belastung, jedoch wird damit der mit einer manisch-depressiven Erkrankung häufig einhergehende soziale Abstieg, die große soziale und Beziehungsproblematik, das häufige Wiedererkrankungsrisiko deutlich abgemildert. Und zum Vergleich: Auch zahlreiche primär körperliche Erkrankungen, man denke nur an den Bluthochdruck, an manche Hauterkrankungen, an den Diabetes mellitus, an das Asthma bronchiale usw., sind Erkrankungen, die den Menschen lebenslang begleiten und die immer wieder behandelt werden müssen.

Es gibt verschiedene Lithiumpräparate auf dem Markt, die sich nur hinsichtlich ihres Lithiumgehaltes bzw. der Zusammensetzung (z. B. Lithiumcarbonat, Lithiumacetat, Lithiumsulfat) unterscheiden.

Die *Einstellung auf Lithium,* d. h. das Finden der richtigen Dosierung, ist nicht ganz einfach. Vor Beginn der Behandlung ist eine gründliche Voruntersuchung notwendig. Auch später müssen die Lithiumwerte, das Blutbild sowie Halsumfang, Nieren- und Schilddrüsenwerte in regelmäßigen Abständen (vierteljährlich) vom Hausarzt oder Nervenarzt bzw. Psychiater kontrolliert werden.

Die häufigsten *Nebenwirkungen* sind Durstgefühle mit erhöhter Trinkmenge, Fingerzittern, Gewichtszunahme durch Wassereinlagerung, Übelkeit, Schilddrüsenvergrößerung, zeitweise Durchfälle. Die meisten dieser Nebenwirkungen klingen nach etwa einem Vierteljahr ab. Die Gewichtszunahme kann man durch Kontrolle der Trinkmenge (kalorienfreie Getränke) in den Griff bekommen. Bei Schilddrüsenstörungen muß ggf. Schilddrüsenhormon gegeben werden (Laux 1992).

Vergiftungssymptome, wie starker Durst, grobschlägiges Zittern der Hände, Durchfall, vor allem aber Reflexsteigerung, Verlangsamung und Bewußtseinstrübung mit Sprachstörung, Ataxie (Störung der Kontrolle von Bewegungsabläufen) entstehen durch Lithiumüberdosierungen. Sie können einerseits Folge einer erhöhten Einnahmemenge sein (Suizidabsicht); sie können jedoch auch auftreten bei längerfristigem hohem Fieber, starkem

Schwitzen, bei der Verordnung von Thiazid-Diuretika, bei starkem Kochsalzmangel und Dehydratation (starker Wasserverlust des Körpers) oder ähnlichen Störungen bzw. Erkrankungen, die zu einer vermehrten Ausscheidung von Lithium führen. Lithiumpatienten sollten deswegen auch keine salzarme Diät durchführen, bei der Verordnung von harntreibenden Medikamenten (Diuretika) ist die Lithiumprophylaxe zu berücksichtigen.

In den letzten Jahren wird anstelle von Lithium auch *Carbamazepin* zur Prophylaxe verwendet. Carbamazepin ist ein Mittel, welches ursprünglich und auch heute noch in der Behandlung der Epilepsie sehr erfolgreich eingesetzt wird. Bald wurde auch beobachtet, daß Carbamazepin Stimmungsschwankungen stabilisiert. Erste Untersuchungen in der Behandlung manisch-depressiver Erkrankungen wurden vor allem in Japan durchgeführt, in Deutschland ist Carbamazepin erst seit kurzem zur Rezidivprophylaxe bei manisch-depressiven Störungen zugelassen. Es ist insbesondere dann angebracht, wenn Kontraindikationen gegen Lithium bestehen, wenn Patienten Lithium verweigern, wenn manische und depressive Phasen sehr rasch wechseln (sogenannte »rapid-cyclers«), wenn Lithium überhaupt nicht effektiv ist oder mit zu großen Nebenwirkungen einhergeht.

Nebenwirkungen von Carbamazepin können sein: Schwindelgefühl, Kopfschmerz, Müdigkeit; häufig finden sich eine Zunahme von Leberenzymen, vor allem der sogenannten Gamma-GT; das Blutbild kann eine Verringerung der weißen Blutkörperchen zeigen; es kann zu Herzrhythmusstörungen kommen. Die Wirkung von gerinnungs- und von ovulationshemmenden Medikamenten kann abgeschwächt werden.

9 Psychotherapie: Hilft reden?

Helfender Umgang mit Depressiven

Wesentlicher Bestandteil jeglicher Interaktion zwischen einem Therapeuten (Arzt, Psychologe) und einem Patienten ist das *Gespräch* (Abb. 7). Es dient der Kontaktaufnahme, der Erhebung der Krankheitsgeschichte, der Erklärung von Untersuchungsmaßnahmen und der

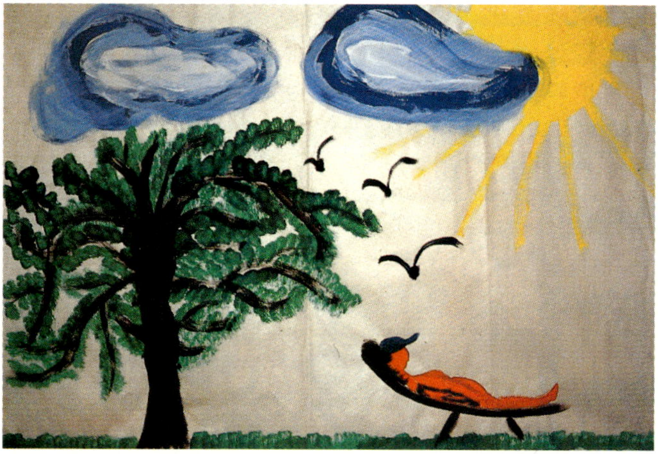

Der Traum von Ruhe und Erholung im eigenen Garten nach der Entlassung aus der Klinik (gleiche Patientin wie Bild auf S. 64).

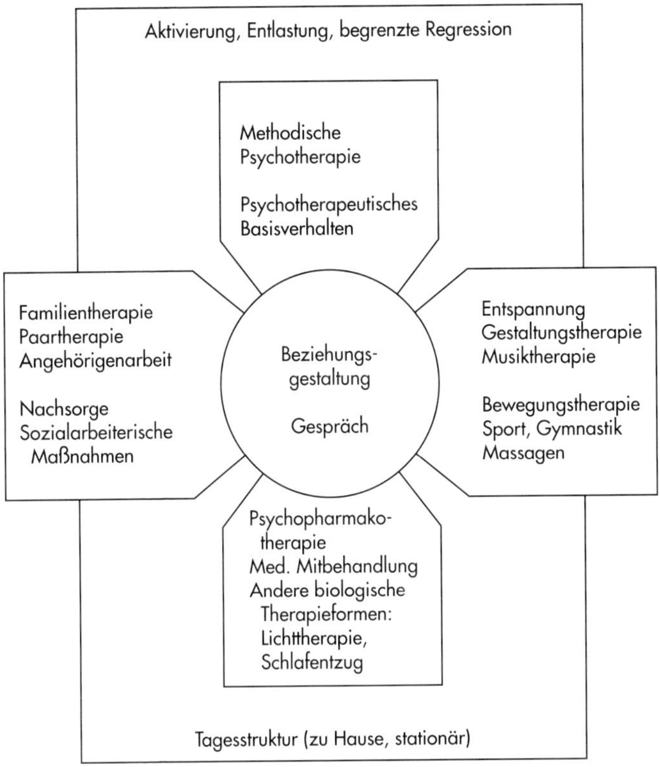

Abb. 7. Schematische Darstellung antidepressiver Therapie.

Erläuterung der Diagnose sowie schließlich dem Entwurf und dem Angebot von Behandlungsmaßnahmen. Dabei haben Ärzte gegenüber psychologischen Therapeuten, die ihre Patienten nicht körperlich untersuchen dürfen, den Vorteil, bereits über diese Schiene einen Kontakt herzustellen. Die körperliche (internistisch-neurologische) Untersuchung erleichtert häufig den Zugang zur *Frage nach der seelischen Befindlichkeit*. Hellwig et al. (1993) haben vor kurzem sehr schön einige allgemeine Leitsätze für die erfolgreiche Gestaltung eines Gespräches vorgestellt, die sich zwar auf die Gesprächsführung zwischen psychotherapeutisch ausgebildetem Pflegepersonal und Patienten beziehen, aber gut übertragbar sind auf die Beziehung zwischen Hausarzt oder auch Angehörigen und depressiv Kranken:

> Ich bemühe mich, den anderen so anzunehmen, wie er ist. Ich selbst gebe nicht die Richtung des Gesprächsfadens an, sondern folge dem Patienten. Ich signalisiere durch meine Einstellung und Haltung, daß ich bereit bin, Kontakt aufzunehmen. Ich orientiere mich an den gesunden Bedürfnissen des Patienten. Ich achte den Patienten als einen eigenständigen Menschen. Ich versuche, den Patienten in seiner persönlichen Lage, seinem persönlichen Schicksal und von seinem sozialen Umfeld her zu verstehen.

Die *psychotherapeutisch orientierten Grundregeln* zum Umgang mit Depressiven (Wolfersdorf 1992 a, b) sind in Tabelle 11 zusammengefaßt.

Der Umgang mit einem depressiven Patienten soll von Anfang an durch eine wohlwollende, emotional warme und möglichst intensive Beziehung gekennzeichnet sein. *Akzeptierende Wertschätzung* des Kranken ist ein wichtiger Aspekt, wobei es weniger auf kluge Worte, sondern auf die Vermittlung von Interesse (»Ich möchte gerne wissen, ich möchte gerne verstehen, was mit Ihnen los ist«) ankommt. Dabei sollte man als Arzt aktiv zuhören können, ohne eigene naturwissenschaftlich-medizinische Kenntnisse einzubringen, ohne Besserwisserei, ohne vorschnelle, den Patienten überraschende Interpretationen oder gar den Versuch, vorliegende Beschwerden wegzudiskutieren und in Frage zu stellen. So wäre es falsch, einem depressiven Patienten nach der körperlichen Unter-

Tabelle 11. Einige psychotherapeutisch orientierte Grundregeln zum Umgang mit Depressiven.

- Emotionale Wärme, akzeptierende Wertschätzung
- Bedingungsfreies aktives Zuhören und Anhören
- Beruhigende Versicherung, Stützung
- Schutz vor Suizidalität, Betonung der Lebenskontinuität
- Vermittlung von Hoffnung
- Gezielte Entlastung
- Begrenzte Beachtung bzw. gezielte Nichtbeachtung depressiven Verhaltens
- Wechsel von der Symptomebene zur Lebenssituation
- Realtitätsüberprüfung
- Anregung zu Aktivität, Eigenverantwortung
- Anforderungen und positive Verstärkung
- Anregung zur Änderung depressionsfördernder Lebensbedingungen

suchung mitzuteilen: »Es fehlt Ihnen nichts«, sondern es ist sinnvoller festzustellen, daß man bei der körperlichen Untersuchung nichts finde und deswegen auch Belastungen und Lebensereignissen, die sich auf die körperliche und seelische Befindlichkeit auswirken, Aufmerksamkeit zuwenden wolle. Wenn es um die Diagnose geht, sprechen Therapeuten zunächst gern von »depressiver Erschöpfung« oder einer »Erschöpfungsdepression«; denn in unserer leistungsorientierten Gesellschaft sind Gefühle von Erschöpftsein, Gestreßtsein eher akzeptiert als die Diagnose einer psychischen Erkrankung.

Der Patient darf depressiv sein, er darf klagen, es darf ihm schlecht gehen, er darf weinen, verzweifelt sein, hoffnungslos sein, er darf Suizidideen äußern (wenngleich man natürlich nicht möchte, daß der Patient sich umbringt), er muß sich nicht zusammenreißen. Er soll Verständnis für sein innerseelisches Erleben erfahren. Therapeuten, Ärzte und Angehörige sollen dabei jedoch nicht »mitjammern« oder unterstreichen, wie schlimm die Welt doch sei, um nicht gemeinsam in Hoffnungslosigkeit zu versinken.

Das weitere Gespräch soll *beruhigen und Hoffnung vermitteln*, ohne vom Patienten gleich Zustimmung zu erwarten:

- Es gibt Gründe für depressive Verstimmungen, die der Patient vielleicht selber noch garnicht weiß.
- Es gibt Erklärungsmodelle und auch daraus abgeleitete Möglichkeiten von Hilfe.
  Therapie ist heute möglich, und es gehören diese und jene Standards dazu.
- Der Verlauf einer Depression ist bekannt, einschließlich der Dauer einer Depression und des Risikos der Wiedererkrankung.
- Therapeutische Möglichkeiten sind gegeben, können in Anspruch genommen werden und sind auch Teil der von Krankenkassen finanzierten Krankenversorgung.

Hierdurch wird einem Depressiven nicht nur die Hoffnung auf Besserung vermittelt, es wird ihm auch ein Stück in seiner Hilflosigkeit beigestanden, und es wird gleichzeitig Kompetenz vermittelt, daß es nämlich Menschen gibt, daß es Therapiemethoden gibt, die aus einer Depression heraushelfen.

Oberflächlich tröstende Äußerungen sind dabei unangebracht.

Verdeutlicht man sich, daß die meisten depressiv Kranken mit Erfahrungen und Gefühlen von Mangel an emotionaler Zuwendung in der frühen Kindheit aufwachsen mußten und deshalb ein instabiles Selbstwertgefühl haben, hochkränkbar sind, ein starkes Bedürfnis nach Zuwendung, nach Verständnis und Liebesbeweisen, nach Bestätigung auf der Leistungs- und Beziehungsebene haben, dann muß die Basis jeder helfenden Beziehung mitfühlendes, akzeptierendes, Wertschätzung vermittelndes, beruhigend entlastendes Umgehen mit dem Patienten sein. Dabei muß der Depressive auch die Möglichkeit haben, über von ihm als schlimm erlebte Erfahrungen, Ereignisse, Belastungen zu reden und zu *klagen*, denn Klage ist ein angemessener Ausdruck für Unglück im Leben.

Frau T., 64 Jahre, die aus ärmlichen Verhältnissen stammte, hatte einen wesentlich älteren, verwitweten Bauern geheiratet. Sie hat den Ehemann und seinen an Schizophrenie erkrankten Sohn bis zum Tod des Ehemannes durch Herzinfarkt versorgt. Als sich herausstellte, daß der Hof vom Ehemann im Testament auf einen Onkel überschrieben wurde, da der schizophrene Sohn in absehbarer Zeit als Dauerpatient stationär behandlungsbedürftig werden würde, führte diese konkret erlebte Ungerechtigkeit zur konstanten, vorwurfsvollen Klage gegenüber der Umwelt. Die jahrzehntelange Aufopferung erschien sinnlos, Frau T. äußerte Selbstmordabsichten, so daß sie unter dem Bild einer »Jammerdepression« in die psychiatrische Klinik eingewiesen wurde. Das Zulassen der Klage dieser Patientin über die von ihr erlittene Ungerechtigkeit über Wochen hinweg führte letztendlich dazu, daß sie über ihr Schicksal trauern konnte und dann allmählich in der Lage war, eine zukünftige Perspektive ins Auge zu fassen.

Sicher ist es wichtig, nicht im gemeinsamen Klagen zu verharren, sondern von da aus *die reale Situation anzuschauen* und die Frage nach zukunftsweisenden Entwicklungen zu stellen. Entwicklung in die Zukunft hinein beginnt mit der Frage nach der Bewältigung alltäglicher Banalitäten, nicht mit großen Lebensentwürfen, sondern als erstes mit der *Gestaltung des Alltags*, mit der Tagesstruktur, der Bewältigung aktuell anstehender Probleme.

So spielt in einem zweiten Schritt *Aktivität* eine große Rolle. Nun ist es schwierig, von einem Depressiven, der sich insuffizient, leistungsunfähig, deswegen vielleicht auch wertlos fühlt, zu erwarten, daß er Aktivitäten im Alltag nachkommt. Jede Überforderung eines depressiven Patienten bestätigt diesen in seinem Insuffizienz- und Minderwertigkeitsgefühl («Mein Arzt hat es ja gut gemeint, aber ich habe wieder einmal versagt«), während jede Unterforderung den Patienten in seiner negativen Selbsteinschätzung bestätigt («Nicht einmal das traut man mir mehr zu«).

Wir wissen heute, daß es für den depressiven Patienten wichtig ist, über eine gewisse *Tagesstruktur mit Anforderungen* zu verfügen. In einer psychiatrischen Klinik mit Tagesprogramm ist dies relativ einfach. Hier wird frühmorgens aufgestanden (trotz Morgentief, trotz morgendlicher Antriebsschwäche), meist gibt es ein Programm mit Aktivitäten (Morgengymnastik, Bewegungstherapie, Spaziergänge, Gruppengespräche, Beschäftigungstherapie etc.), die zu leisten sind. In der stationären Depressionsbehandlung hat sich hierfür der Begriff »Aktivierung« eingebürgert, der alle sportlich-gymnastischen und kommunikativen Veranstaltungen meint, die den Tag strukturieren.

Was aber soll ein depressiv kranker Mensch *zu Hause* tun, um einen Mindestlevel von Aktivitäten beizubehalten? Als erstes muß er morgens aufstehen, und zwar am besten zu der Zeit, die auch sonst üblich ist. Trotz des Gefühles von Insuffizienz, Sinnlosigkeit und fehlender und gestörter Selbstwahrnehmung sollen die auch sonst üblichen hygienischen Verrichtungen (waschen, duschen, rasieren, sich schminken etc.) beibehalten werden, auch wenn sie anstrengend sind oder sinnlos erscheinen. Auch das gemeinsame Frühstück, sofern in der Familie üblich, sollte beibehalten werden, selbst bei Appetitlosigkeit. In der akuten Depression werden Depressive häufig eine gewisse Zeit krankgeschrieben und von den beruflichen Pflichten entlastet, depressive Frauen haben jedoch meistens noch den Haushalt und die Kinder zu versorgen. Hier wird es wichtig, Unterstützung zu organisieren. Auf Hilfen bei der Haushaltsführung durch mobile Dienste oder Sozialstationen besteht ein Anspruch, wenn er vom Hausarzt befürwortet wird. Der/Die Depressive muß nicht alles alleine schaffen! Wichtig ist auch die Strukturierung des Tages, die Festlegung, wann und was eingekauft wird, das gemeinsame Zubereiten der Mahlzeiten, ein Spaziergang. All diese Aktivitäten sollten gemeinsam mit einer positiv erlebten Bezugsperson durchgeführt werden; dies können der Partner sein, aber auch erwachsene Kinder, Personen aus der Nachbarschaft oder dem Freundeskreis, auch eine erfahrene Haushaltshilfe. Entspannungspausen oder entspannende Tätigkeiten sind ebenfalls einzuplanen.

Herr U., leitender Manager einer großen Firma, von Beruf Ingenieur, hatte sich trotz depressiver Herabgestimmtheit jeden Tag in die Firma gequält, wenngleich er dort oft am Schreibtisch saß und zum Fenster hinausstarrte, unfähig sich zu konzentrieren oder etwas zu Papier zu bringen. Aus dem Gefühl der Insuffizienz heraus nahm er Arbeiten mit nach Hause, setzte sich abends vor den Computer, brachte aber wieder nichts zustande. So verbrachte er in der Depression mehr Zeit für die Arbeit bei minimaler Effizienz und dem wachsenden Gefühl, noch mehr mit nach Hause nehmen zu sollen, um evtl. doch noch dem Leistungsanspruch zu genügen. Ein wesentlicher Teil der Therapieplanung war es nun, diesen frustrierenden täglichen Ablauf zu unterbrechen. Es wurde Herrn U. nicht verboten, Arbeit mit nach Hause zu nehmen, er erhielt jedoch den Auftrag, nach jeweils eineinhalb Stunden eine Pause zu machen und 10 Minuten spazierenzugehen bzw. eine Runde durch den Wald zu laufen; letzteres benötigte etwa 20 Minuten. Danach fühlte er sich regelmäßig körperlich sehr erschöpft, was das ständige Grübeln mit Selbstanklagen unterbrach. Mit der Zeit kam dadurch wieder etwas Struktur in den Tagesablauf ,und der Tag endete nicht immer mit der erneut depressiv machenden Bestätigung der eigenen Insuffizienz.

Ein depressiv kranker Mensch braucht also nicht nur sehr viel Verständnis, Nähe und Akzeptanz, sondern er muß auch selbst die Erfahrung machen, daß er trotz Insuffizienz-, Versagens- und Wertlosigkeitsgefühlen zumindest ein Stück Tagesstruktur aufrecht erhalten kann.

»Ich mache die Hausarbeit, auch wenn es mir schwerfällt und mir keine Freude macht. Auch wenn es anstrengend ist, bin ich dann trotzdem froh, daß ich es geschafft habe. Denn sonst würde ich nur auf dem Sofa liegen und hätte zusätzlich das Gefühl, wieder einmal nichts getan zu haben, wieder einmal meinen Verpflichtungen nicht nachgekommen zu sein, wieder einmal versagt zu haben, wo ich mich doch eigentlich um den Haushalt, die Kinder, die Arbeit kümmern sollte.«

Erfolgt dann auf geleistete Aktivitäten noch ein Gespräch darüber, wie sie abgelaufen sind, welche Belastungen man erfahren hat, und eine positive Rückmeldung (nicht überschäumende Bewunderung, die unecht wäre, sondern ruhige Anerkennung, daß etwas, was ein Depressiver leistet, doch wesentlich mehr Kraftaufwand bedeutet, als wenn ein Gesunder es täte), dann wirkt dies bereits stabilisierend.

Methodische Psychotherapie

Psychotherapeutische Behandlung bei der Depression ist weder »Luxus« noch »Spinnerei«, sondern Teil einer Standardbehandlung, die jedem depressiv Kranken zukommen sollte. Bei einer Reihe von depressiven Patienten genügt bereits die fürsorglich-ärztliche Begleitung, die nach den Regeln des psychotherapeutischen Basisverhaltens, des hilfreichen Umgangs mit Depressiven (s. oben) auch vom vertrauten Hausarzt geleistet werden kann. An eine methodische Psychotherapie sollte vor allem gedacht werden bei aktuellen Verlust- und Trauerproblemen, chronischer Verlustthematik, beim Gefühl von Lebensunfähigkeit und Lebensangst, beim Gefühl emotionaler Unterversorgung (lebensgeschichtlich zu kurz gekommen), bei im Vordergrund stehender Selbstwertproblematik, bei einem aktuellen Trieb- oder Persönlichkeitsstruktur-Konflikt, bei auffälligem depressivem Verhalten, bei typisch dysfunktionalem depressivem Denken, bei einer im Vordergrund stehenden Hilflosigkeits- und Hoffnungslosigkeitseinstellung, die durch stützendes Umgehen nicht auffangbar ist.

Zur Behandlung depressiv kranker Menschen werden heute in Deutschland im wesentlichen drei unterschiedliche Psychotherapiemethoden angeboten, nämlich

- die tiefenpsychologische (psychoanalytisch orientierte) Fokal- oder Kurztherapie,
- die kognitive Verhaltenstherapie und
- die sog. interpersonelle Psychotherapie, die jedoch nur an einzelnen Universitäten Deutschlands gelehrt und ausgeübt wird.

Im folgenden soll deshalb nur auf die beiden ersten Methoden ausführlicher eingegangen werden.

Wenn Ärzte, gleich ob Internisten, Allgemeinärzte, Gynkäkologen oder Psychiater bzw. Nervenärzte den Zusatztitel »Psychotherapie« auf ihrem Praxisschild ausweisen, bedeutet dies bis heute in den meisten Fällen, daß sie eine tiefenpsychologisch orientierte Psychotherapieausbildung abgeschlossen haben und zur Ausübung dieser Psychotherapie berechtigt sind. Kognitive Verhaltenstherapie oder auch klassische Verhaltenstherapie wird in den meisten Fällen von Psychologen in eigener Praxis oder auch an entsprechenden psychologischen Instituten angeboten und durchgeführt, da bereits im Psychologiestudium entsprechende theoretische Grundlagen gelegt werden.

Niedergelassene Psychotherapeuten, gleich ob mit ärztlicher oder psychologischer Grundausbildung, arbeiten häufig mit ebenfalls niedergelassenen Psychiatern und Nervenärzten zusammen, die dann den medikamentösen Behandlungsteil übernehmen. Selbstverständlich gibt es auch niedergelassene Psychiater, die gleichzeitig eine psychotherapeutische Qualifikation haben.

Beide Psychotherapiemethoden setzen voraus, daß der Patienten die Fähigkeit und Bereitschaft zur Selbstreflexion hat und keine Suizidgefahr und depressive Wahnsymptome vorliegen.

Die *tiefenpsychologisch-psychoanalytische Therapie* geht aus von einem hohen Bedürftnis des Depressiven nach Zuwendung (hohe Oralität), einer erhöhten Verletzbarkeit des Selbstwertgefühles (narzißtische Störung) mit Tendenz zur Selbstentwertung, von der Tendenz zur symbiotischen Beziehungsgestaltung mit Trennungsunfähigkeit und einer Einstellung von Hilflosigkeit und Ich-Insuffizienz. Hauptziel der tiefenpsychologisch orientierten Psychotherapie ist es, den biographischen Bezug der jetzigen Depression zur lebensgeschichtlichen Entwicklung zu beleuchten, aufzuhellen, zu bearbeiten. Dazu wird im Gespräch bis in die frühe Kindheit und Jugend zurückgegangen. Außerdem werden aktuell kränkende Ereignisse, chronische Belastungen in bestehenden Beziehungen, im Umfeld und die jetzige depressive Reaktion besprochen. Ein weiteres Ziel ist das *Erkennen der eigenen Persönlichkeitsstruktur*, z. B. Neigung zum Überperfektionismus, zur zwanghaften Überordentlichkeit, die Neigung zu einer überhöhten Leistungsorientiertheit, Neigung zu überstarken Wünschen nach Zuwendung und Beziehung, Versorgung und Verständnis; die Tendenz, Aktivität, Eigenverantwortung, Aggressivität, Umsetzung eigener Wünsche zu vermeiden usw. In der Interaktion mit dem Therapeuten werden die Gefühle, die früher verdrängt, versteckt, im Keller eingesperrt wurden, aktualisiert und der Therapeut »kriegt sozusagen stellvertretend ab«, was in der Kindheits- und Jugendentwicklung signifikante Bezugspersonen versäumt, falsch gemacht, am Patienten verbrochen haben (bzw. was dieser meint, was sie getan haben). Die damaligen Gefühle richten sich nun stellvertretend auf den Therapeuten – man nennt dies »Übertragung«. Der Psychotherapeut versteht sich dabei als Spiegel, als Deuter, als Interpret, als positive Bezugsperson.

Im Idealfall kommen damit die frühen Traumatisierungen zu einer Lösung, einer Entspannung, einem Abschluß und »vernarben«.

Bei der *Verhaltenstherapie* bzw. der kognitiven Verhaltenstherapie geht es in der Regel nicht um die Aufdeckung und Bearbeitung von psychologischen Traumen in der bisherigen Biographie, sondern es geht um die *Analyse der aktuellen Situation.* Die Therapeuten arbeiten dabei vielfach mit sogenannten Hausaufgaben, bei denen zum Beispiel ganz konkret aufgeschrieben wird, welche Emotionen bei welcher Aktivität ausgelöst werden. Dann wird angestrebt, angenehme Erfahrungen durch Erhöhung der Häufigkeit von angenehmen Aktivitäten zu verbessern. Ferner gehören zur kognitiven Verhaltenstherapie Kommunikationsübungen, Rollenspiele, das Entdecken der eigenen dysfunktionalen Denkannahmen über sich selbst und die Überprüfung dieser Annahmen an der Realität, einschließlich der konkreten Erprobung im Alltag.

Der Depressive soll lernen, sich so zu verhalten, daß er von seiner Umwelt mehr positive Verstärkung erfährt. Hierzu muß er sozial kompetenter werden, beziehungsfähiger, aktionsfähiger. Er muß lernen, angenehme Aktivitäten für sich selbst zu erkennen und dort wo er depressiv-entwertend über sich selbst denkt, diese Gedanken zu stoppen, hinsichtlich ihrer Richtigkeit zu überprüfen und durch neue, positivere Annahmen über sich selbst, die auch realitätsgerechter sein müssen, zu ersetzen.

Beide Psychotherapieformen, die tiefenpsychologisch orientierte Einzelpsychotherapie wie auch die kognitive Verhaltenstherapie, sind eigentlich bei allen Altersgruppen, bei depressiven Männern und Frauen in gleicher Weise anwendbar und können parallel zur medikamentösen antidepressiven Behandlung und anderen Maßnahmen, z. B. Aktivierung, eingesetzt werden. Beide Psychotherapieformen erfordern eine gewisse Bereitschaft des Patienten, über sich selbst, seine Lebensgeschichte und das, was er fühlt, denkt und tut, nachzudenken, soweit möglich, Veränderungen einzuleiten oder auch zu akzeptieren, was gegeben ist, »sich damit abzufinden«.

»Man kann sein Leben lang darüber jammern, daß man bei einem unverschuldeten Verkehrsunfall ein Bein verloren hat. Man kann sich aber auch damit abfinden und irgendwann anfangen, sich zu überlegen, wie man dennoch Skifahren kann.« (Ausspruch eines einbeinigen Patienten nach behandelter Depression)

Übertragen auf den depressiven Menschen meint dies, daß Wunden, die durch Fehlverhalten von Bezugspersonen geschlagen wurden, irgendwann vernarben können, dennoch aber Narben zurückbleiben. Daß Unerledigtes im Leben, daß unerfüllte Wünsche irgendwann einmal als nicht mehr erreichbar abgeschlossen werden müssen und daß man mit diesem Defizit leben muß.

10 Fehler, die man machen kann

Was man als Arzt falsch machen kann

Fehler bei der Diagnose und Behandlung resultieren aus einer unzureichenden Kenntnis des depressiven Syndroms und seiner Behandlungsmöglichkeiten. Für den Patienten lebensgefährlich kann es sein, wenn der Arzt die Symptome des depressiven Wahns nicht erkennt oder nicht nach Todeswünschen, Suizidideen und Suizidversuchen in der Vorgeschichte fragt. Auch die Verwechslung einer Depression mit einer Demenz bei älteren Menschen kann weitreichende Folgen haben, weil dann Behandlungschancen nicht wahrgenommen werden. In den letzten Jahren hat sich der Kenntnisstand der Allgemein- und Hausärzte in der Diagnostik psychischer Störungen und den Möglichkeiten und Grenzen der mediamentösen Therapie stark verbessert. Auch die psychosoziale Kompetenz der Ärzte hat – dank besserer Ausbildungsmöglichkeiten – zugenommen.

Trotzdem kann es in der Begleitung und Therapie eines depressiv kranken Menschen immer wieder zu Fehlern kommen. Diese sind in Tabelle 12 aufgelistet. Auf einige soll nachfolgend noch eingegangen werden.

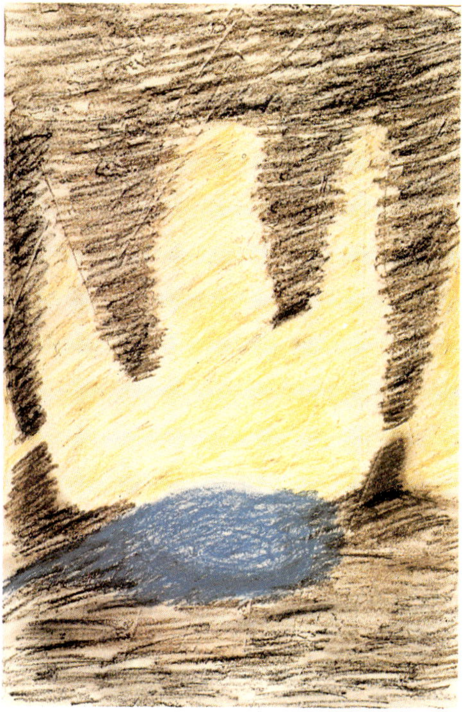

Die Grotte: Durchblick auf Licht und Wasser während der Behandlung.

Eine Fehlverhaltensweise betrifft das Umgehen mit Nähe: mangelnde Einfühlung, unterkühlte Distanziertheit, manchmal auch kombiniert mit kritisierendem Verhalten oder naturwissenschaftlicher Besserwisserei auf der einen Seite; auf der anderen Seite Neigung, übergroße Nähe anzubieten, sich zu überidentifizieren, dadurch in dramatischen Situationen, wie akuter Suizidalität, die nüchterne Klarheit und auch notwendige Distanziertheit zu verlieren. Mangelnde Einfühlung führt beim Patienten zum Gefühl, nicht verstanden, nicht akzeptiert zu werden in seinem Leid. Übergroße

Tabelle 12. Einige therapeutische Fehlverhaltensweisen.

- Mangelnde Einfühlung, unterkühlte Distanziertheit
- Übergroße Nähe und Überidentifikation
- Kritisierendes Verhalten und Besserwisserei
- Überzogene Naturwissenschaftlichkeit
- Übernahme von Hoffnungslosigkeit, Verzweiflung und Perspektivelosigkeit durch den Therapeuten selbst
- Übernahme der Sichtweise (»Brille«) des Patienten
- Diskutierendes Argumentieren, wer »recht« hat; der Patient in seinem Erleben oder der Therapeut mit seinem Wissen
- Nicht-ernst-Nehmen des depressiven Erlebens des Patienten
- Versuche, dem Patienten einzureden, es gehe ihm besser oder gut
- Versprechungen, diese oder jene Maßnahme werde dem Patienten helfen
- Ratschläge, diese oder jene lebenswichtige Entscheidung zu treffen
- Empfehlungen wie: Urlaub machen, sich in Ferien erholen, eine Kur machen, »Fünfe gerade sein lassen«, »alles leichter nehmen«, »sich zusammenreißen«
- Bagatellisierung, Abwertung und/oder Überdramatisierung
- Überredungsversuche bei Wahnideen
- Überaktivität und zu rasche Suche nach Veränderung
- Individuelle Bedeutung von Ereignissen, Trennungen nicht ernst nehmen, abwerten

Nähe und Überidentifikation führt zu einem überbeschützenden Verhalten und setzt etwas fort, was in der Lebensgeschichte des Patienten bereits Teil der Depressionsverursachung und -auslösung geworden ist, nämlich die Störung der Entwicklung des depressiv Kranken zu einer autonomen Person.

Gefährlich ist auch die Übernahme von Hoffnungslosigkeit, Verzweiflung und Perspektivlosigkeit durch den Therapeuten selbst. Mitfühlen darf nicht heißen: »Wir sitzen im gleichen Boot und haben beide die Ruder weggeworfen«, sondern heißt einfühlsames Verstehen des depressiven Erlebens, wobei durch die Person des Therapeuten gleichzeitig Überlebensfähigkeit, Hoffnung, Bewältigung von Depressivität modellhaft dargestellt wird.

Mit einem depressiven Patienten über die Sichtweise seiner depressiven Welt, seiner depressiven Betrachtungsweise zu »argumentieren«, ist ebenfalls Unsinn. Besser ist es, zu sagen: »Sie erleben das jetzt so, ich selbst, in meiner eigenen Erfahrung, nach meiner Beurteilung erlebe es anders«.

Versuche, einem Depressiven einzureden, daß es ihm besser gehe, als er selbst es meint, bringen ebenfalls nicht weiter. Es spricht jedoch nichts dagegen festzuhalten, daß man selbst den Eindruck einer beginnenden Besserung habe, wenngleich man sich als Therapeut bewußt sei und auch aus der Erfahrung wisse, daß der depressiv Kranke dies selbst nicht oder noch nicht so erlebte.

Es ist grundsätzlich zu vermeiden, Depressive, insbesondere in einer schwereren Depression, in Kur oder Urlaub zu schicken. Sich »die schöne Welt anzuschauen«, führt nicht zur Verbesserung der Befindlichkeit, sondern zu einer Verschlechterung; der depressiv Kranke ist nicht in der Lage, seine Umwelt aufzunehmen, er ist nicht zur Interaktion, nicht zum Genuß in der Lage und zum Urlaub gehört schließlich Genußfähigkeit. Dasselbe gilt für Kureinrichtungen, in denen der depressiv kranke Mensch meist einsamer als zu Hause oder in einer psychiatrischen Klinik ist, weniger Beziehungsangebote hat und in denen ebenfalls Genuß- und Kommunikationsfähigkeit gefragt sind. Wenn der Arzt eine Kur oder einen Urlaub vorschlägt, wird der Kranke dieses

Hilfsangebot zunächst als positiv empfinden, dann aber doppelt darunter leiden, wenn es »nichts bringt«.

Therapeutisch verderblich sind Bemerkungen wie: »Reißen Sie sich doch mal zusammen!« oder: »Lassen Sie doch alle Fünfe gerade sein!« oder: »Schauen Sie doch mal die schöne Welt!« Ärzte, Therapeuten, aber auch Angehörige, die sich bei derartigen Sprüchen ertappen, müssen sich fragen, ob sie hier nicht eigene Depressivität abwehren und ihre innere Überzeugung: »Ich schaffe alles selbst« auf die Kranken übertragen.

Alle Formen von Bagatellisierungen, aber auch alle Formen von Überdramatisierung und von Überaktivismus sind im Umgang mit depressiv Kranken fehl am Platze.

»Die Treppe fällt man auf einmal hinunter; es ist mühsam, braucht Zeit und Geduld, es gibt Rückschläge, Stufe für Stufe wieder nach oben zu steigen.« (Ausspruch eines Patienten)

Depressionsbehandlung braucht Zeit, Geduld, Warten auf und Bemerken von kleinsten Veränderungen.

Fehler, die Depressive machen

Die Begriffe Zeit und Geduld leiten über zu den »Fehlern«, die Depressive mit sich selbst machen bzw. machen können. Eine der wichtigsten Anforderungen, die doch so schwer einlösbar ist, ist das »Mit-sich-selbst-Geduld-Haben« und das »Sich-Zeit-Nehmen«. Eine depressive Erkrankung ist nun mal keine Blinddarmentzündung, die einschließlich Operation und Rekonvaleszenz nach 3–4 Wochen überstanden ist. Es gibt zwar depressiv kranke Menschen, die sich innerhalb von 4 Wochen gut erholen, aber es gibt auch Depressive, die 1–2 Jahre unter ihrer Symptomatik leiden. Es fällt depressiv Kranken außerordentlich schwer zu akzeptieren, daß sie »ihre eigene Zeit der Depression« brauchen, denn jeder Tag, der in der Depression verrinnt, wird als verlorener Tag gewertet. *Sich zu wenig Zeit lassen* und zu wenig Geduld mit sich selbst zu haben, ist einer der größten Fehler, die Depressive sich selbst gegenüber machen.

Ein weiterer Fehler ist der häufig geäußerte Wunsch: »Ich möchte wieder so sein wie vorher«. Viele Depressive sind gefangen in ihrer *Angst vor Veränderung*, vor Verunsicherung, vor Risiko und Abenteuer und zaudern, ohne sich einmal auf das Abenteuer von Veränderungen einzulassen. Die Gefahr, daß sie später wieder depressiv werden, ist dann groß.

Depressive *Hoffnungslosigkeit* ist ein weiterer »Fehler«. Viele Depressive vertrauen kaum auf Hilfsangebote und -möglichkeiten. Schuldgefühle und Hoffnungslosigkeit sind eine gefährliche Mischung, die zum Suizid führen kann. Der Altruismus Depressiver schlägt dann in den gefährlichen Irrtum um: »Wenn es mich nicht mehr gibt, kann mein Mann wieder heiraten und meine Kinder haben dann eine gesunde Mutter«. Wenn sich Depressive bei solchen Denkfehlern ertappen, sollten sie ganz rasch mit jemandem darüber sprechen.

Weitere Fehler beziehen sich auf die *Einnahme von Medikamenten*. Die allerwenigsten Menschen nehmen gerne Medikamente ein. Es ist schwierig für Betroffene wie für Angehörige zu akzeptieren, daß depressive Symptome durch eine chemische Substanz beeinflußt und verändert werden können; am ehesten scheint noch akzeptabel, daß Schlaf- und Appetitstörungen oder psychomotorische Unruhe gebessert werden. Auch daß man

Medikamente so rasch wie möglich wieder absetzen möchte, insbesondere, wenn man sich besser fühlt, ist verständlich. Dennoch: Die Antidepressiva müssen ca. 8–12 Monate lang eingenommen und dürfen dann nur in Absprache mit dem Arzt schrittweise abgesetzt werden.

Auch Lithium darf nicht eigenmächtig abgesetzt werden, wie es besonders manisch-depressive Patienten zu Beginn einer manischen Episode gern tun. Da man sich in der beginnenden Manie hochgestimmt und auf keinen Fall als krank empfindet, muß der manische Patient vorher mit Angehörigen bzw. seinem Hausarzt vereinbart haben, daß diese ihn – auch wenn er nicht krankheitseinsichtig ist – in Behandlung bringen.

11 Was Arbeitgeber, Nachbarn, eigene Familie, Freunde wissen sollen

Die Frage, welche Menschen über die depressive Erkrankung Bescheid wissen sollen und wie man sie am besten informiert, kann für den einzelnen Kranken sehr wichtig sein. Denn obwohl oft die Depression anfänglich nicht nach außen sichtbar ist und erst später depressive Herabgestimmtheit oder Verstimmung, rasche Erschöpfbarkeit und Müdigkeit, Rückzug aus den bisherigen sozialen Bezügen deutlich werden, fällt Part-

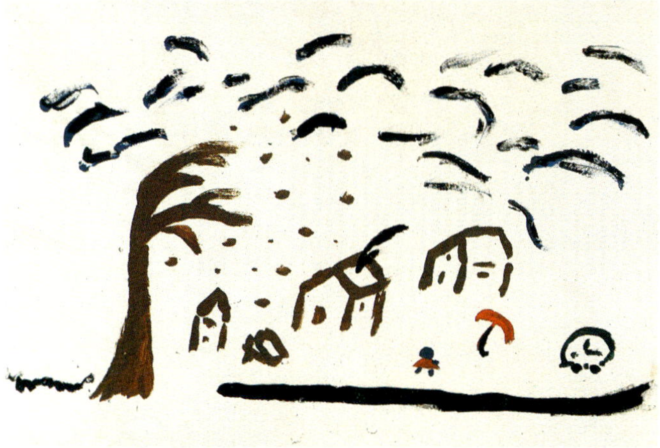

Ausgeliefert den Stürmen des Lebens.

nern und Kindern, aber auch Nachbarn, Freunden oder Arbeitskollegen die Veränderung auf.

Der *Arbeitgeber* weiß immer dann Bescheid, wenn er die Krankmeldung eines psychiatrischen Krankenhauses oder eines Nervenarztes bzw. Psychiaters erhält. Er wird daraus auf das Vorliegen einer psychischen Erkrankung schließen. Stellt der Hausarzt die Krankmeldung aus, kann man eine depressive Erkrankung auch »geheim« halten, was bei einer Ersterkrankung durchaus überlegenswert ist. Längerfristig bewährt sich jedoch das Geheimhalten nicht, denn es zwingt zur konstanten Verstellung und es vermittelt dem Depressiven das Gefühl, daß seine Erkrankung etwas Minderwertiges, Negatives, Schlimmes ist, worüber man nicht reden kann und darf.

In großen Firmen mit einem Betriebsarzt empfiehlt es sich, mit diesem offen zu reden. Auch der Betriebsarzt ist zur Wahrung des Arztgeheimnisses verpflichtet, er hat jedoch Einfluß und kann den Patienten schützen. In extremeren Fällen kann es nämlich z. B. dazu kommen, daß der depressive Patient um Versetzung von seinem bisherigen Arbeitsplatz, um Rückstufung bezüglich seiner Kompetenz und vielleicht sogar seines Gehaltes bittet, weil er sich als Versager, als minderwertig, als leistungsinsuffizient empfindet. Oft werden depressive Arbeitnehmer jedoch überfordert, weil sie nicht Nein sagen können oder wollen. Es fällt leicht, depressive Arbeitnehmer auszunutzen, was sicher nicht bewußt geschieht, wo sich jedoch die Anforderungen auf Arbeitgeberseite und die depressive Struktur des Arbeitnehmers treffen. Da depressiv kranke Menschen sehr zuverlässige, korrekte und leistungsorientierte Menschen sind, sind sie meist beliebte Arbeitnehmer (Ausnahme manisch-depressive Patienten, die in den manischen Phasen auffällig werden), und sie werden, sofern nicht die allgemeine wirtschaftliche Situation gegen jeden kranken Menschen steht, seltener entlassen als z. B. schizophren kranke Patienten, die eher auffallen und in ihrem Sozialverhalten schwierig werden können. Je nach Beziehung zum Personal- oder Firmenchef (je persönlicher und länger diese besteht und positiv erlebt wird, um so besser) sollte der Depressive sich um Offenheit bemühen.

Wenn jemand mehrfach depressiv krank war, chronisch depressiv ist oder in einer manisch-depressiven Phase auffällig wurde, ist es ratsam, das Gespräch mit dem Personalchef zu suchen und die Situation klarzustellen. Solche Gespräche sollten gut vorbereitet sein und in Begleitung eines Angehörigen oder eines Sozialarbeiters (aus der Firma, dem Krankenhaus, vom sozialpsychiatrischen Dienst, vom psychosozialen Dienst etc.) erfolgen. Wichtige Entscheidungen hinsichtlich beruflicher Veränderungen sollten auf keinen Fall in der tiefen Depression getroffen werden , wenn die Hoffnungs- und Perspektivelosigkeit, Insuffizienz- und Schuldgefühle die Einschätzung der eigenen Leistungsfähigkeit bestimmen. Insbesondere bei mehrfach depressiv Kranken, bei manisch-depressiven Patienten oder bei chronisch Depressiven ist es auch ratsam, einen *Schwerbehindertenausweis* zu beantragen und sich so vor rascher Kündigung zu schützen. Daß dies kein absoluter Schutz ist, gilt insbesondere für kleinere Firmen, bei denen der Ausfall einer wichtigen Person bereits Konsequenzen für den gesamten Betrieb hat. In größeren Betrieben sind jedoch Umsetzungen durchaus möglich und zumutbar.

Eine Depression kann auch Grund für eine vorzeitige Berentung werden, wobei dann die Frage ansteht, was der depressiv kranke Mensch danach tut. Insbesondere für jüngere Depressive oder solche im mittleren Lebensalter kann dies sehr problematisch sein. Eher neigen depressive Arbeitnehmer jedoch dazu, eine Berentung so lange wie möglich hinauszuschieben und vorzeitig, noch kaum belastbar, ihre Arbeit wiederaufnehmen.

Die Frage der Offenheit gegenüber dem Arbeitgeber läßt sich also global nur so beantworten, daß dies vom Ausmaß der Erkrankung, von der Dauer der Erkrankung und auch von der Beziehung zum jeweiligen Personal- bzw. Firmenchef und Vorgesetzten abhängig ist. Langfristig ist eine Geheimhaltung nicht möglich, schon alleine der Gerüchte wegen, so daß bei einigermaßen günstiger Situation und nach guter Vorbereitung eher offensiv vorgegangen werden soll.

Was sage ich meinem *Nachbarn*, wenn er mich fragt, wo ich bin? Dieses Problem betrifft ganz besonders Depressive, die in stationärer psychiatrischer Behandlung sind, denn man kann davon ausgehen, daß eigentlich alle in der Nachbarschaft davon wissen. Auch längerfristige Krankschreibung bei einer ambulant behandelten Depression führt zu neugierigem Nachfragen. Unsere Empfehlung ist dabei folgende: Grundsätzlich wird man bei einer seelischen Erkrankung sehr rasch merken, wo Freunde und hilfreiche Bekannte sind, die Mitgefühl und Unterstützung anbieten, auch wenn sie sich hilflos fühlen und erst Information benötigen, und wo nur neugierige Menschen sind, die ein neues Thema für Tratsch gefunden haben.

Im engsten Freundeskreis empfiehlt es sich, offen und direkt zu sein und auch von »Depression« zu sprechen. Ihnen sollte man auch nähere Informationen über diese Krankheit geben. Im weiteren Freundes- und Bekanntenkreis hat es sich bewährt, eher von »depressiver Erschöpfung« oder »Erschöpfungsdepression« zu sprechen. Oftmals beobachtet man dann im Bekannten- und Freundeskreis eine seltsame Mischung von Hilflosigkeit und Neugier, das Bedürfnis, mehr zu wissen, und zwar aus ernsthaftem Interesse heraus, und Vermeidung des Nachfragens, weil man nicht weiß, wie man mit dem depressiv Kranken umgehen soll, weil man ihm nicht weh tun möchte. Wir empfehlen Depressiven, die z. B. am Wochenende aus der Klinik beurlaubt werden, offen in die Gemeinde zu gehen, sich in der Kirche zu zeigen, sofern sie sonst Kirchgänger sind, gemeinsam mit dem Partner, mit hilfreichen Familienmitgliedern, die auch stützend wirken können, einkaufen zu gehen etc.

In der *Familie* weiß der Partner in der Regel über die Krankheit Bescheid. Daneben gibt es aber auch den nichtswissenden, den nichtsahnenden Partner, der sozusagen aus dem heiteren Himmel mit einer akuten suizidalen Reaktion überrascht wird, dann häufig sehr verzweifelt und aufgelöst ist und seinen depressiven Partner in fürsorglichen Schutz bringen möchte – häufig ist dies auch dringend erforderlich.

Natürlich merken auch *Kinder*, daß es ihrer depressiven Mutter oder dem depressiven Vater schlecht geht. Depressive Eltern scheuen sich jedoch häufig, mit ihren Kindern »Klartext« zu reden, und sie darüber zu informieren, was los ist. Einmal, um sie nicht zu belasten, weil sie merken, daß die eigene depressive Hoffnungslosigkeit, die eigenen Insuffizienzgefühle, die fehlende Zukunftsperspektive, die eigenen körperlichen Beschwerden auch das Kind belasten und ihm Sorgen machen. Zum anderen, weil sie sich schämen, ihren Verpflichtungen als Mutter, als Vater nicht nachkommen zu können, ja eine Belastung für die Familie zu sein. Sobald wie möglich sollten aber die Kinder in einer altersgerechten Art und Weise über die Erkrankung informiert werden. Man kann darüber diskutieren, ob man bei jüngeren Kindern vor dem 10. Lebensjahr (dies ist eine relativ willkürliche Zahl) eher von: »Der Mutter geht es schlecht, sie ist beim Doktor in Behandlung, sie muß

Medikamente nehmen« spricht und ob man bei älteren Kindern den Begriff der Depression einführt; wichtig ist, daß Kinder die Depression ihrer Mutter als Krankheit verstehen. Über Krankheit kann man auch in der Schule reden und muß sich dafür nicht schämen. In der ausklingenden Depression empfiehlt es sich dann, besonders mit älteren Kindern und Jugendlichen ausführlicher über die Krankheit zu reden und ihnen evtl. auch etwas über das Krankheitsbild zum Lesen zu geben.

Der gesunde Ehepartner hat dabei gegenüber den Kindern eine besondere Verpflichtung, denn er muß einerseits um Verständnis für den kranken, depressiven Partner werben, deutlich machen, warum die depressive Mutter, der depressive Vater, obwohl sie/er zu Hause ist, nicht das Mittagessen für die Schulkinder machen konnte, den ganzen Tag im Bett liegen bleibt, nachts nicht schlafen kann, Gedanken von Hoffnungslosigkeit äußert usw.; er muß dies als Ausdruck von Krankheit verstehbar machen können, und er muß das Bindeglied zwischen den Kindern und dem kranken Familienmitglied sein. Daß dies belastet, daß dies schwierig sein kann, ist offensichtlich. Deswegen ist es ratsam, daß der gesunde Partner in Angehörigengruppen oder auch im Gespräch mit dem Arzt oder einem eigenen guten Bekannten Entlastung findet.

12 Was Angehörige tun können, tun sollen, was sie nicht tun sollen

Die Angehörigen depressiv kranker Menschen sind häufig in einer schwierigen Situation. Erkrankt ein Familienmitglied erstmals depressiv, erkennen Angehörige die Erkrankung meist sehr spät bzw. verwechseln sie häufig mit einer Verlust- und Trauerreaktion. Anfänglich erfährt der Depressive, z. B. nach einer Verlustsituation, lange Zeit Zuwendung und Verständnis vom gemeinsamen Weinen, sich gegenseitig in den Arm nehmen, bis zu konkreten Ratschlägen und Unterstützung. Mit der Zeit merken jedoch die Angehörigen, daß neben dem depressiven Gefühl auch andere Beschwerden, z. B. Schlafstörungen, dauernde Appetitlosigkeit, Gewichtsabnahme, Verlangsamung im Bewegungsablauf, Grübelzustände auftreten, die Besorgnis erregen. Dies führt dann zum Umdenken: Der vorher trauernde, der als im landläufigen Sinne »depressiv« verstandene Angehörige wird nun als »krank«, als hilfsbedürftig erkannt, und ärztliche Behandlung wird empfohlen. Andere Angehörige ziehen sich zunehmend zurück, werden mißgestimmt, weil der depressiv Kranke auf ihre liebevolle Zuwendung nicht reagiert, nicht reagieren kann. Dies wird vom fürsorglichen Angehörigen als Mißachtung, als Nichteingehen auf seine Fürsorge, vielleicht sogar als Lieblosigkeit, als emotionaler Rückzug, als gefühlsmäßige Eiszeit mißverstanden, und es entsteht Ärger über den Depressiven. Liebesbeziehungen werden zerstört; junge depressive Mütter, deren Kinder unter der Unfähigkeit der sonst fürsorglichen Mutter, sich ihnen liebevoll zuzuwenden, leiden, werden als »Rabenmütter« kritisiert.

Einem jungen Ehepaar, das gerade ein Kind bekommen hatte, wurde von der Schwiegermutter nahegelegt, sich zu trennen, weil die Ehefrau und junge Mutter infolge der Wochenbettdepression nicht mehr in der Lage war, sich um das Kind emotional zu kümmern. »Ich wußte, daß es mein Kind ist, das sagte mir der Verstand, aber ich konnte keine Gefühle mehr empfinden«, berichtete die Patientin später.

Angehörige müssen wissen, daß es sich hier nicht um Lieblosigkeit, Bösartigkeit, um absichtlichen emotionalen Rückzug handelt, sondern daß diese Kommunikationsstörung Ausdruck der Depression ist, genauso wie die Unfähigkeit, Freude empfinden zu können, weinen zu können, und daß dieser Zustand sich im Laufe der Therapie wieder bessert. Sie müssen auch wissen, daß der Depressive selbst unter dieser Unfähigkeit, Gefühle ausdrücken zu können, leidet.

Die Insuffizienz, die Klage des Depressiven über Insuffizienz, die rasche Erschöpfbarkeit, insgesamt das Nichtkönnen wird von Angehörigen, auch vom weiteren Umfeld, z. B. von Arbeitskollegen, häufig als Nichtwollen verkannt. Insbesondere zu Beginn einer Depression, wenn rasche Erschöpfbarkeit, Rückzug wegen Ermüdung, Gefühle von Insuffizienz im Vordergrund stehen und die Depression als solche noch nicht erkannt ist, wird dem depressiv Kranken gerne unterstellt, er könne ja, wolle nur nicht. Dabei gehört das Nichtkönnen bzw. das Nichtwollenkönnen zu den wesentlichen und zentralen Symptomen depressiven Krankseins. Der depressiv Kranke ist sogar aufgrund seiner Leistungsorientierung ein Mensch, der eher zuviel tut, der überstrukturiert, überordentlich, überleistungsorientiert ist, so daß dies in der Therapie reduziert werden muß. Deshalb nochmals in aller Kürze:

Es geht beim Depressiven nicht um Nichtwollen, sondern um Nichtkönnen.

Auch bei Schuldideen, bei Selbstanklagen, bei religiösen Versündigungsideen läuft vor allem der gläubige Angehörige Gefahr, nicht die Erkrankung, sondern das Versagen gegenüber einer weltlichen oder religiösen Instanz zu sehen. Leider gibt es auch religiöse Sekten und Gruppierungen, die die Depression als Ausfluß von »Zuwenig« im religiösen Bereich betrachten («Wenn Du genug gebetet hättest, wärst Du nicht krank geworden«). Da viele depressiv Kranke in der tieferen Depression auch nicht mehr beten können, das Gefühl der emotionalen Verbundenheit mit ihrem Gott verloren haben oder es als verloren gegangen glauben, empfinden sie dies als schuldhaftes Verstoßensein, als Getrenntsein, als Herausfallen aus der göttlichen Fürsorge. Natürlich gibt es in der Depression Themen, in denen Religion eine wichtige Rolle spielt, und die Religionspsychologie hat sich gerade mit dem grenzübergreifenden Thema der Schuld sehr befaßt. Erfahrene Klinikpfarrer wissen jedoch sehr wohl zwischen religiös in das Lebensschicksal eingebetteter Schuld und krankhaft verstärktem und krankheitsbedingtem Schulderleben mit Schuldwahn zu unterscheiden. Die Einbeziehung des jeweiligen Gemeinde- oder Klinikpfarrers ist deshalb oft hilfreich.

Der *überfürsorgliche* Angehörige kann, neben dem verständnislosen, ebenfalls zu einem Problem werden. Partnerschaftliche Fürsorge kann hilfreich sein, aber auch die Entwicklung von Eigenverantwortlichkeit, von Autonomie des depressiv Kranken behindern. Angehörige sollten z. B. nicht versuchen, mit den zuständigen Therapeuten über ihren depressiven Partner oder das depressive Familienmitglied zu reden, ohne daß dieser dabei ist. Der Depressive ist nicht geisteskrank, er ist nicht entmündigt, er ist kein grundsätzlich lebensunfähiger und hilfloser Mensch, sondern er ist in seiner jetzigen Befindlichkeit herabgestimmt und unterstützungsbedürftig. Er sollte nicht zusätzlich durch überbeschützende Maßnahmen eingeengt und abgewertet werden.

Angehörige sollten auch nicht auf *medikamentöse oder psychotherapeutische Maßnahmen* Einfluß nehmen. Patient, Angehöriger und Arzt bzw.Therapeut sollten sich in dem gemeinsamen Ziel unterstützen, dem Kranken zu helfen, und sich nicht gegenseitig bekämpfen. Genauso wie der Arzt die Erfahrung des Angehörigen mit seinem depressiven Partner respektieren und einbeziehen muß, sollte der Angehörige die Therapieentscheidung des Arztes respektieren. Sinnvoll kann es dabei sein, wenn die Angehörigen unauffällig auf die Einhaltung der Therapie achten, z. B. Medikamenteneinnahme, Tagesaktivitäten. Wenn die Notwendigkeit zur stationären Behandlung besteht, sollten Angehörige sich ebenfalls nicht sträuben; es ist kein »Abschieben in die Psychiatrie«, sondern eine befristete, hilfreiche Maßnahme auf Zeit. Den bewußtlosen Partner würde man sofort in die nächste Klinik bringen, warum nicht auch den suizidgefährdeten Depressiven?

Es ist gut verständlich, daß Angehörige von depressiv Kranken *Aggressionen* empfinden, »wenn nichts vorangeht«. Hier sind Informationen wichtig, wie sie z. B. dieses Buch bietet, aber auch der Austausch mit anderen, am besten in einer Angehörigengruppe, die von den psychiatrischen Kliniken angeboten wird.

Tabelle 13. Wie gehe ich mit einem depressiven Angehörigen um? Empfehlungen nach Erfahrungen Angöriger.

Wie nicht?
1. Nicht therapeutisch
2. Nicht überfürsorglich einengen
3. Nicht mißtrauisch oder ängstlich überwachen
4. Nicht schulterklopfend abwerten
5. Nicht aggressiv ablehnen
6. Nicht ums Rechthaben streiten
7. Sich selbst nicht überfordern und überschätzen
8. Sich von depressiven Denkweisen und Stimmungen des kranken Angehörigen nicht anstecken oder herabziehen lassen
9. Kein überoptimistisches Theater vorspielen, aber auch nicht in Hoffnungslosigkeit verfallen

Wie dann?
1. Verständnisvoll einfühlen
2. Warm-empathisch, fürsorglich wie auch für einen körperlich Kranken
3. Nähe herstellen, aber auch Distanz halten
4. Geduld mit sich selbst und dem Kranken haben
5. Hilfe in Anspruch nehmen und akzeptieren
6. Echt bleiben, eigene Enttäuschungen über und Aggressionen auf den Kranken erkennen, bei sich als menschlich-verstehbar zulassen, aber nicht ausleben
7. Alle nicht-depressiven Äußerungen, Handlungen lobend aufgreifen
8. Auffordern zu (gemeinsamer) Aktivität, nicht über- oder unterfordern
9. Tagesablauf gestalten vom morgendlichen Aufstehen bis zu (gemeinsamer) Zeit am Abend

In Tabelle 13 sind noch einmal die wichtigsten Regeln für den Umgang mit einem depressiven Familienmitglied zusammengefaßt. Das Leben mit einem depressiv Kranken ist nicht einfach, weil die Hoffnungslosigkeit oder die ständige Verantwortung die Angehörigen fordert und überfordert; dadurch entstehen Gefühle von Aggression, von Wut, Verärgerung und Enttäuschung, die dem Kranken gegenüber jedoch nicht geäußert werden können, weil sie zur Verstärkung seiner Depressivität und Schuldgefühle führen. Doch diese Zeit geht vorbei, denn die Depression läßt sich heute behandeln und sogar heilen.

13 Unterstützende Therapieformen

Neben der medikamentösen Behandlung und der Psychotherapie gibt es, besonders in den Kliniken, noch weitere Behandlungsformen, die vor allem unterstützend eingesetzt werden.

Die *Musiktherapie*, die *Bewegungstherapie* oder auch die *Beschäftigungstherapie* (als Teil der Ergotherapie, wie man heute sagt) sind solche zusätzlicherTherapiebausteine. Allen drei Therapieformen gemeinsam ist der *nonverbale, psychotherapeutisch orientierte Zugang*, der auf Persönlichkeitszüge des Patienten, auf Verhaltensweisen, auf depressives Erleben zielt, ohne daß das Gespräch im Vordergrund steht. Natürlich spricht man auch in der Beschäftigungstherapie oder in der Bewegungstherapie miteinander und macht in der Musiktherapie nicht nur Musik auf Instrumenten, aber das Wesentliche ist, daß mit den verwendeten Materialien Zugang zur eigenen Persönlichkeit geschaffen werden soll.

In der *Maltherapie* kann das aktuelle Befinden des depressiv Kranken ausgedrückt werden, es können Entwicklungen, Veränderungen, Probleme deutlich gemacht werden, über die nicht, vielleicht auch noch nicht gesprochen werden kann. Malen, Töpfern u.ä. führt auch sehr rasch zu Ergebnissen und wirkt damit dem Erleben der eigenen Insuffizienz und der eigenen Wertlosigkeit

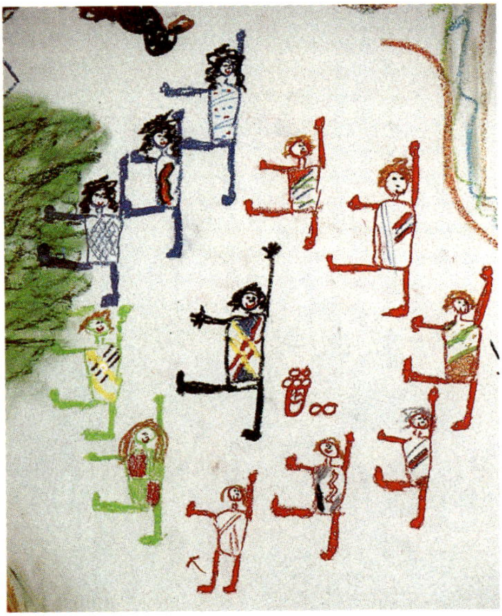

Gemeinsames Erleben in der Gymnastikstunde.

entgegen; zumindest ein Bild, auch wenn es einem zu dünn, zu farblos, zu düster, zu inhaltsarm vorkommt, hat man noch zusammengebracht oder mit dem Ton, auch wenn man nicht zufrieden ist, einen Aschenbecher oder den Boden eines Topfes geformt. Für Depressive besonders geeignete Materialien sind solche, die rasche Ergebnisse ermöglichen (Malen, Weben, Seidenmalerei u. ä.), oder Materialien, die dem depressionseigenen Zug von Zwanghaftigkeit und Überperfektionismus entgegenwirken (Ton, wiederum Seidenmalerei u. ä.), somit eine perfektionistische Beherrschung des Materials nicht erlauben, oder Materialien, die in gemeinsamen Gruppenarbeiten unter einem bestimmten Thema zusammengefügt werden können.

In der *Musiktherapie* werden Töne, Klänge, Geräusche von der eigenen Stimme bis zu Instrumenten verwendet, um die eigene Befindlichkeit auszudrücken, Aggressionen deutlich werden zu lassen, miteinander im Klangbild, anhand der Instrumente sich auszutauschen usw. Ähnliches gilt für die *Bewegungstherapie*, bei der neben dem Wiedererwerb des Gefühls für den eigenen Körper, für die Muskulatur, für den Stand im Raum, für Bewegungsabläufe das Wahrnehmen der eigenen Person in der Interaktion mit anderen angestrebt wird.

Ähnliche Ansätze gelten für andere Therapiemethoden, die non-verbal sind bzw. Materialen, Instrumente, Geräte verwenden, um sich auszudrücken, sich selbst zu erleben, Zugang zu sich und auch zu anderen zu finden. So gibt es gute Erfahrungen mit Lauf- und Jogginggruppen, die auch körperliche Belastung mit sich bringen.

Von den *Entspannungsmethoden* wie der Muskelentspannung, dem autogenen Training, Yoga etc. hat sich bei den schwerer ausgeprägten Depressionsformen vor allem das Muskelentspannungstraining bewährt; bei leichteren Depressionen bzw. in der depressionsfreien Zeit kann auch autogenes Training erlernt und angewendet werden.

An körperbezogenen Maßnahmen sind bei depressionsbedingter Kreislaufschwäche, bei niedrigem Blutdruck, auch infolge von Medikamenten *Kneipp-Güsse, Wassertreten, kaltes Duschen* empfehlenswert, bei Verspannung und insbesondere ängstlich-unruhiger Verspanntheit sind auch Nacken- und Schultermassagen, manchmal auch Fango- oder Wärmeanwendungen hilfreich. *Schwimmen, Laufen, Sauna, Radfahren* u. ä. gehören ebenfalls zu den körperbezogenen Methoden, die das allgemeine Wohlbefinden, die körperliche Selbstwahrnehmung und als Gruppenaktivität auch das Gefühl der Gemeinsamkeit verstärken und so depressionslösend mitwirken können.

Neuere Therapiemethoden sind die *Lichttherapie* (besonders bei der sog. Winterdepression) bzw. der *Schlafentzug*, der zur erneuten Rhythmisierung der gestörten inneren Zeitabläufe dienen soll; beide Methoden haben eher in Kliniken ihren Platz.

14 Stationäre Behandlung in der psychiatrischen Klinik

Der Gedanke, zur Behandlung in eine psychiatrische Klinik gehen zu müssen, löst auch heute noch erstmal Sorge, Befürchtungen, Ablehnung, Angst vor Stigmatisierung aus. Das Bild der klassischen psychiatrischen Anstalt, der »Klapsmühle« ist immer noch in sehr vielen Köpfen, auch wenn in den letzten drei Jahrzehnten die Verkleinerung von psychiatrischen Großkrankenhäusern, die Einrichtung von psychiatrischen Abtei-

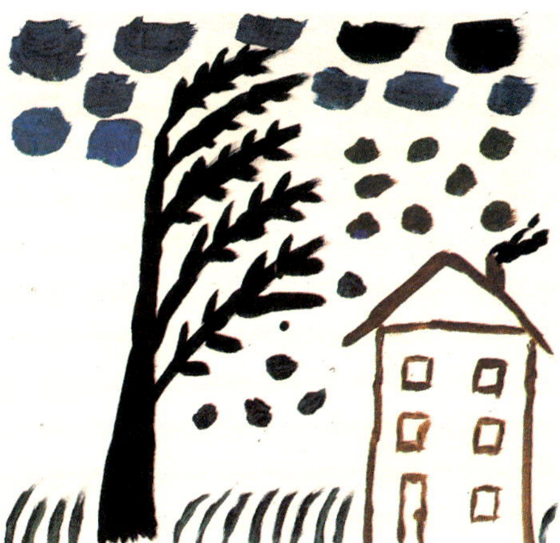

Im Sturm der Therapie – aber man steht wieder.

lungen in Allgemeinkrankenhäusern, insgesamt die Umwandlung sogenannter psychiatrischer Anstalten in Fachkliniken für Erwachsenenpsychiatrie und/oder Kinder- und Jugendpsychiatrie, in Kliniken für Psychiatrie, Psychotherapie und Neurologie, wie sie auch immer genannt werden, stattgefunden hat. Daß insbesondere die personelle Ausstattung im ärztlich-psychologischen und im pflegerischen Bereich immer noch zu wünschen übrig läßt, ist allerdings eine traurige Tatsache.

Daneben hat in der klinischen Psychiatrie in den letzten 20 Jahren eine *Spezialisierung* stattgefunden. Gemeint ist damit, daß für bestimmte Patientengruppen und deren Erkrankung spezialisierte Behandlungsangebote gemacht werden. So wurden z. B. für Alkoholkranke oder auch für Drogenabhängige Suchtstationen gegründet, psychisch kranke alte Menschen werden in gerontopsychiatrischen Abteilungen, psychisch kranke Menschen, die in Zusammenhang mit ihrer psychischen Störung straffällig geworden sind, in sogenannten forensischen Abteilungen zusammengefaßt. 1968 wurde die erste *Depressionsstation*, also eine Station für depressiv kranke Menschen an der Psychiatrischen Universitätsklinik Basel von den Professoren Kielholz, Pöldinger und Hole eingerichtet. Heute – im Jahre 1994 – gibt es in der Schweiz 2 Depressionsstationen, in Deutschland 13, von denen die älteste im Psychiatrischen Landeskrankenhaus Weissenau (Abteilung Psychiatrie I der Universität Ulm) angesiedelt ist; die Weissenauer Depressionsstation wurde 1976 gegründet. In den Vereinigten Staaten gibt es nahezu zwei Dutzend sogenannte »Affectiv Disorder Units« oder »Mood Clinics«, in Polen bestehen derartige Einrichtungen, und auch aus Australien gibt es Informationen über die Einrichtung von »Mood Clinics« für depressiv kranke Menschen. Nun soll hier keine »Werbung« für Depressionsstationen gemacht, sondern das *Grundprinzip* vorgestellt werden, um deutlich zu machen, daß auch in der stationären psychiatrischen Behandlung heute wesentliche Fortschritte gemacht wurden und weiterhin Anstrengungen stattfinden, die Behandlungssituation depressiv kranker Menschen zu verbessern. Denn eines ist in der Zwischenzeit doch recht deutlich geworden, nämlich daß es für depressiv Kranke nicht günstig ist, gemeinsam mit psychisch Kranken unterschiedlichster Diagnosegruppen, z. B. akut schizophren-psychotisch erkrankten Menschen, dementiell verwirrten Menschen, suchtkranken Menschen, Menschen mit allen möglichen psychischen Störungen usw. gemeinsam behandelt zu werden. Depressiv Kranke gehen aufgrund ihres Rückzuges, aufgrund ihrer Neigung zur Selbstentwertung, aufgrund der Unfähigkeit, sich zu behaupten, aufgrund ihrer Aggressionshemmung, aufgrund ihrer Angepaßtheit und Überordentlichkeit in der Großgruppe unterschiedlichster psychisch Kranker unter und kommen so nicht zu dem, was sie als Basis jeglicher Therapie am stärksten benötigen, nämlich ausreichend Verständnis, Zuwendung und Orientierung an ihren Bedürfnissen. Auf gemischten Akutaufnahmestationen ist hierfür auch heute leider noch keine Zeit.

Depressionsstationen sind eine Verdichtung heute möglicher Maßnahmen: Sie umfassen die pflegerische Ebene mit Beziehungspflege und Aktivierung, das psychotherapeutische Angebot mit Einzel- und Gruppentherapie, das Angebot von Ergo-, Musik-, Bewegungstherapie, kompetente biologische Therapie durch Pharmakotherapie, Schlafentzug und Lichttherapie und die Möglichkeit sozialtherapeutisch-systemischer Maßnahmen wie Angehörigenarbeit, Kümmern um den Arbeitsplatz etc. In Abb. 8 ist ein kurzer Überblick über das Therapiekonzept der Depressionsstation am PLK Weissenau dargestellt, das beispielhaft auch für die the-

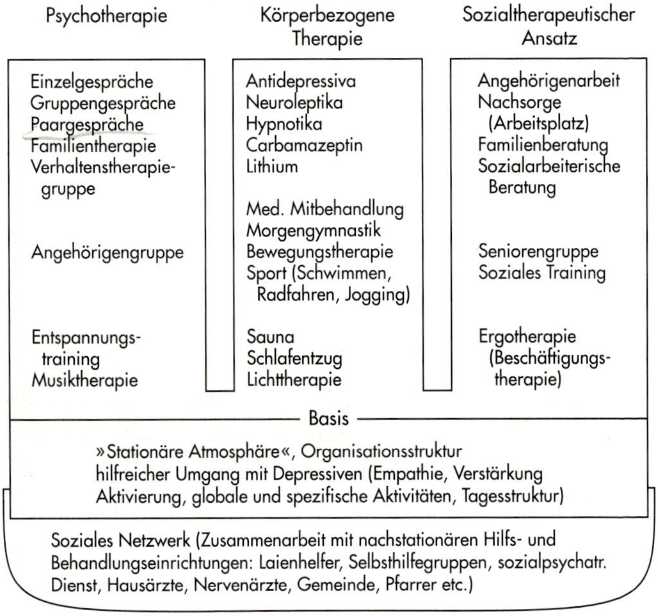

Abb. 8. Therapiekonzept der Weissenauer Depressionsstation.

rapeutische Konzeption anderer Depressionsstationen in Deutschland stehen mag. In diesen Punkten ist die Erfahrung von über 15jähriger Arbeit mit depressiven Patienten gebündelt.

Von 100 als depressiv krank und behandlungsbedürftig diagnostizierten Menschen kommen etwa 15 in stationäre Behandlung; dies sind im wesentlichen Menschen mittleren Lebensalters, wobei die Anzahl der unter 30jährigen zunimmt; es sind Menschen in besonders schwierigen sozialen Situationen, mit sogenannten chronischen oder therapieresistenten Depressionen, Menschen nach Suizidversuch oder in suizidalen Krisen, Depressive mit Wahnsymptomatik, aufgrund gleichzeitig vorliegender körperlicher Erkrankung schwer behandelbare Depressive usw.

15 Der suizidgefährdete Depressive

Die Depression ist heute eine gut behandelbare Erkrankung, sie ist anderseits auch eine lebensgefährliche. Untersucht man, wieviele der Menschen, die jährlich durch Suizid in der Bundesrepublik umkommen, zum Zeitpunkt ihrer Selbsttötung an einer Depression gelitten haben, findet man Angaben von 40–60 %. Aus der Gruppe der Schwer- und Schwerstdepressiven, die in psychiatrischen Einrichtungen behandelt werden müssen, sterben auch heute noch bis zu 15 % durch Suizid. Diese Zahl scheint sich nur langsam zu verändern. Etwa 30 % aller stationär aufgenommenen Patienten weisen in der unmittelbaren oder in der längerfristigen Vorgeschichte bereits Suizidversuche auf; Todeswünsche, Suizidideen finden sich bei etwa 60 % aller stationären depressiven Patienten. So muß man heute davon ausgehen, daß Suizidalität ein nahezu obligater Bestandteil depressiven Erlebens ist. Ärzte wie auch Angehörige depressiver Menschen sollten deshalb Äußerungen von Hoffnungslosigkeit, Todeswünschen oder ganz konkrete Suizidideen ernstnehmen, die Kranken auch danach fragen und dann entsprechend handeln (s. unten).

Wie kann man eine Suizidgefährdung erkennen?

Wichtigste Anzeichen sind direkte oder indirekte *Suizidankündigungen*, Äußerungen über Hoffnungslosigkeit, nicht mehr leben wollen, keine Freude mehr am Leben haben. Gab es im Leben dieses Menschen bereits frühere suizidale Krisen, frühere Suizidversuche, spricht dies ebenfalls für ein erhöhtes aktuelles Risiko. Suizide in der Herkunftsfamilie und in der nahestehenden Umgebung, Suizide von Partnern oder Familienangehörigen erhöhen das eigene Suizidrisiko des depressiv Kranken, da diese Personen als Modell für Problemlösungen genommen werden können, wenn der Depressive aufgrund seiner Hoffnungslosigkeit selbst nicht mehr weitersieht. *Auslöser* können sein: der akute Verlust mitmenschlicher Beziehungen, z. B. die Verwitwung, die Vereinsamung alter Menschen (insbesondere, wenn die Betroffenen gleichzeitig unter einschränkenden körperlichen Erkrankungen oder unter einer Suchtproblematik leiden), akute, nicht lösbar erscheinende, mit dem Gefühl von Schande und Schuld einhergehende berufliche und finanzielle Schwierigkeiten. Geht ein depressives Zustandsbild mit einer Wahnsymptomatik, mit dem Gefühl von Straferwartung, von elendigem Zugrundegehen, von selbstverschuldeter Verarmung und Katastrophe der Familie einher, liegt Hoffnungslosigkeit, daß einem nicht mehr geholfen werden könne, vor, ist von einem erhöhten Suizidrisiko auszugehen. Auch Vorbereitungen, bisher Versäumtes in Ordnung zu bringen, das Schreiben von Testamenten, die Klärung von Versicherungsangelegenheiten usw. können indirekte Hinweise auf Suizidgefahr sein.

Typische Äußerungen, die man bei depressiv Kranken häufig hört, sind z. B.:

- »Wenn ich nicht mehr schaffen kann, tauge ich nichts mehr, und es ist das Beste, ich tu mich weg.«
- »Jetzt hat er mich verlassen, ich bin ihm nichts mehr wert. Mich mag sowieso keiner, ich bin ja keinem etwas wert, ich bin nichts wert. Das Beste ist, ich bringe mich um.«
- »Einschlafen ja, nicht mehr aufwachen. Selber was tun, das würde ich nicht, das kann ich nicht.«
  »Ja, ich habe schon daran gedacht, mich umzubringen, wenn das nicht besser wird.«
- »Es ist das Beste für meine Familie, wenn es mich nicht mehr gibt. Ich bin doch nur eine Last und es wird nicht besser. Dann kann mein Mann eine neue Frau nehmen und für die Kinder ist gesorgt« (Zitate aus Gesprächen mit Patienten, Wolfersdorf 1992 a).

Viele Menschen haben Hemmungen, direkt nach Selbstmordgedanken zu fragen. Dabei ist das direkte, offene und ernsthafte Nachfragen die einzige Möglichkeit, Klarheit über die aktuelle Situation zu bekommen. Dazu gehören:

- Fragen danach, ob Suizidalität überhaupt vorhanden ist (ein Viertel bis ein Drittel der depressiven Patienten hat keine Suizidideen oder Todeswünsche);
- Fragen danach, welcher Art diese Suizidalität ist: Ist es ein Ruhewunsch, der Wunsch, lieber tot sein zu wollen als weiter zu leiden, sind es konkrete Suizidideen, steht eine konkrete Suizidabsicht dahinter?
- Fragen nach dem momentanen Handlungsdruck: Wie sehr sind diese Suizidideen impulshaft, wie sehr schießen sie ein, sind sie noch kontrollierbar?

- Fragen nach Suizidversuchen in der Vorgeschichte: Wie wurde damals mit suizidalen Krisen umgegangen, was hat dem Patienten damals geholfen?
  Fragen nach zusätzlichen Risikofaktoren, z. B. Wahnsymptomatik, ausgeprägte Hoffnungslosigkeit, Schuldgefühle, Untergangserwartung, Straferwartung, oder weiteren suizidfördernden Faktoren wie chronische körperliche Erkrankung, lebensverkürzende Erkrankung, Schmerzen, Vereinsamung im Alter usw.
- Fragen nach dem, was den Kranken noch hält und bindet, danach wie lange es bindet: Sind es externe Bindungen (z. B. Kinder, Ehemann, Angst vor Schande, berufliche Situation), oder gibt es auch interne, eigene Hoffnungen (es kann wieder besser werden, das habe ich schon einmal erlebt, ich möchte selber leben, empfinde es auch als Verpflichtung usw.).
- Ist man im Gespräch einmal soweit, dann stehen Fragen nach den Wünschen in der jetzigen Situation an: Was soll sich ändern, wie soll es sich ändern, wieviel Zeit gibt man sich, wieviel Hoffnung hat man? Dazu gehören auch Fragen nach der Zukunftsperspektive: Wie soll es in einem Jahr in meinem Leben aussehen, was soll dann wichtig sein usw.?

Die Fragen sind sehr konkret, sehr direkt, aber einfühlsam, nicht wie beim Abhaken einer Checkliste, zu stellen. Zum Beispiel: »Wenn es jemand so schlecht geht wie Ihnen, denkt man vielleicht daran, es sollte vorbei sein mit der Quälerei. Haben Sie schon einmal daran gedacht, Ihrem Leiden und Ihrem Leben ein Ende zu setzen, sich das Leben zu nehmen?« Oder: »Bei Ihrer Hoffnungslosigkeit erscheint mir der Gedanke naheliegend,

Tabelle 14. Fehler im Umgang mit suizidalen Depressiven.

- Vermeidung von direktem Nachfragen
- Vergessen zu fragen, Nichtbeachten von Zeichen
- Mangelnde Exploration der Umstände, die zu Suizidalität geführt haben
- Bagatellisierung von Not und Krise, Mitmachen von Bagatillisierungstendenzen des Patienten
- Ablehnung des Patienten als nicht krank
- Therapeutische Überaktivität als Abwehr von Betroffenheit
- Klassifikation von Suizidalen als Versager oder Erpresser
- Geheime Suizidpakte schließen

sich selbst das Leben zu nehmen. Wie steht es mit solchen Gedanken bei Ihnen?«

Manchmal versuchen die Kranken, ihre Suizidgedanken zu bagatellisieren: »Ach, nehmen Sie das nicht so ernst, das tue ich schon nicht, das geht mir nur jetzt gerade durch den Kopf.« Dabei besteht die Gefahr, daß sich Patient, Therapeut und Angehörige über das Ausmaß der Gefährdung täuschen und notwendige Maßnahmen unterbleiben (s. Tabelle 14).

Was kann man zur Suizidverhütung tun?

Besteht Suizidgefahr, müssen *sofort* Hilfsmaßnahmen eingeleitet werden. Dazu gehören:

- Gesprächsmöglichkeit schaffen;
- dabei die Suizidalität als Notsignal offen, direkt und einfühlsam ansprechen;
- falls noch nicht geschehen, den Kranken zum Aufsuchen eines Arztes bewegen bzw. den behandelnden Arzt informieren;

- für den Arzt: Entscheidung über eine ambulante oder stationäre Behandlung (Einweisung in psychiatrische Klinik) treffen;
- Bindungen im Leben, Hoffnung auf zu erwartende Besserung betonen;
- Hilfe von positiven Bezugspersonen (Familie, Freunden) gewinnen.

Dennoch sei zugegeben, daß auch bei bestem Willen und höchster therapeutischer Kompetenz die Gefahr eines geglückten Suizids nicht gänzlich aus der Welt zu schaffen ist. Die Depression ist eine lebensgefährliche Erkrankung, und man kann an ihr sterben; damit müssen Angehörige, Ärzte und Psychologen, pflegerische Mitarbeiter, Krankenhausträger und Juristen, Staatsanwälte und Verteidiger, Theologen und Pfarrer leben. Auch Depressive müssen und können mit ihrer Suizidalität leben und leben lernen. Dafür müssen sie jedoch Hilfe suchen, und hier liegt auch in der tiefen Depression die Eigenverantwortung des depressiv Kranken. Mit Eigenverantwortung ist gemeint, daß auch der sensibelste Therapeut, der klinisch und wissenschaftlich am besten geschulte Therapeut nicht in der Lage ist, Suizidalität zu erkennen, wenn von seiten des depressiv kranken Menschen nicht ein Zeichen, und sei es noch so einfach, gesetzt wird, daß er der Hilfe bedarf.

Das Gespräch mit dem depressiv Kranken ist die Grundlage jeder Suizidprophylaxe. Der Gesprächspartner muß dann alles tun, um in der aktuellen Situation über die suizidale Gefährdung hinwegzukommen und den suizidgefährdeten Depressiven in kompetente Fürsorge zu bringen. Er wird ihn vielleicht zurückhalten, festhalten, herunterholen müssen, damit er nicht springt, sich vor den Zug stürzt etc. Manchmal ist auch die Einweisung in die psychiatrische Klinik gegen den Willen des Kranken (nach dem Unterbringungsgesetz) nötig. Im Sinne der Lebensrettung sollte dies rasch, ohne Schuldgefühle und ohne falsches Verständnis von menschlicher Freiheit (jeder kann tun, was er will, auch wenn er sich in seiner Depression umbringt) erfolgen.

16 Hat eine Depression auch positive Seiten?

Eine verrückte, von manchen vielleicht auch kränkend erlebte Überschrift. Wie kann eine Erkrankung, die quälend ist, die leidvoll ist, an der man sterben kann, »positive Seiten« haben? Um zu verstehen, was gemeint ist, muß die Frage verändert werden. Es geht nicht um die Frage, ob die Depression als akute Erkrankung »positive« Seiten hat, sondern es geht darum, daß in ihrer Persönlichkeit depressiv strukturierte Menschen, daß

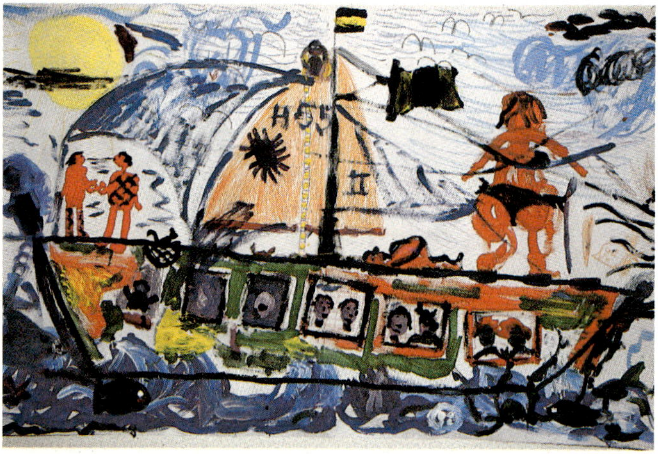

Das Schiff des Lebens. Es ist bunt und bewegt sich wieder.

Menschen, die zur depressiven Verarbeitung von Problemen und Konflikten neigen, daß Depressive, die ihre Erkrankung erfolgreich überstanden haben, manchmal der Depressivität Seiten abgewinnen können, die Hinweise auf eine Bereicherung darstellen.

Genauso wie depressiv kranke Menschen in ihrer Depression sehr stark leidensfähig sind, verfügen sie in gesunden Zeiten über einen tieferen Humor, über eine tiefere Erlebnisfähigkeit, damit natürlich auch über eine tiefere Kränkbarkeit als andere Menschen, die sich im Leben leichter tun. Das Schwernehmen der Dinge, der Ereignisse, das Verhaftetsein an Personen, an Sachen, an Lebenskonzepten und Überzeugungen, an Werten ist eine sozial enorm wichtige Eigenschaft, denn sie ermöglicht ein näheres, verständnisvolleres und auch aggressionsfreieres soziales Zusammenleben. In der Klinik fällt auf, daß depressiv Kranke sehr viel Rücksicht aufeinander nehmen, daß sie in Gruppen einen großen Zusammenhalt entwikkeln, daß sie sehr viel Einfühlsamkeit zeigen. Nicht umsonst sagt man, daß depressiv kranke Menschen zu sehr gefühlvollen und engen Beziehungen fähig sind. In den vorherigen Kapiteln wurde von symbiotischen Beziehungen, von einem überstarken Bedürfnis nach Zuwendung, Verständnis und Nähe gesprochen und dies eher in die Nähe von pathologisch, krankhaft, belastend gerückt. Anderseits ist es auch eine große Fähigkeit Depressiver, solche Beziehungen herzustellen, wenngleich diese immer durch die Distanzierung des Partners, wenn dieser sich bedrängt fühlt, gefährdet sind.

Depressiv kranke Menschen, die eine schwere Depression überstanden haben, erscheinen oftmals ernster, aber nicht verbittert oder resigniert. Ähnliches findet man auch bei Menschen, die schwere körperliche Erkrankungen überstanden haben, die sie in todesnahe Erfahrungen gestürzt haben. Es verrücken sich die Werte.

Die Ernsthaftigkeit zeichnet sich vor allem durch eine wartend offene Haltung gegenüber dem Leben aus. Dieser Ernst hat oftmals auch spirituellen Charakter, wenngleich damit nicht gewachsene Religiosität gemeint ist. Gemeint ist, was Frau V. etwa ein Jahr nach ihrer stationären Behandlung wegen einer schweren, als endogen bezeichneten Depression meinte, wenn sie schrieb:

»Ich weiß, daß ich wieder depressiv krank werden kann, wenngleich ich es mir nicht und auch niemand anderem wünsche. Ich denke heute jedoch, daß ich dann anders damit umgehen kann und umgehen werde. Das für mich Schönste im Prozeß des Gesundwerdens aus meiner jetzigen Depression war, daß ich Schritt für Schritt merkte, welch eine Persönlichkeit, welche Aspekte meiner Person ich neu entdecken konnte, überhaupt, was da für eine Persönlichkeit dahintersteckte, die nun mit ganz neuen Facetten entstand«.
Und Herr W.,ein nun über 90 Jahre alter depressiver Patient, von Beruf ein bis ins hohe Lebensalter tätiger Architekt, meinte nach zwei stationären Aufenthalten wegen schwerer Depression mit Suizidversuch: »Ich bin heute froh, daß ich das damals überstanden habe. Ich weiß jetzt, daß man mir helfen kann und ich weiß, daß ich sogar notfalls wieder in die Klinik gehen kann. Allein das Wissen hilft mir, nicht mehr so verzweifelt zu werden wie früher, mich meinen Suizidgedanken nicht mehr so ausgeliefert zu fühlen und dadurch letztlich draußen leben zu können«.

In ihrem Buch *Depression- die verkannte Krankheit* (1991) vermutet U. Nuber, daß Depression auch eine Form von Lebensbewältigung in unserer Gesellschaft sein könne und daß diejenigen schlechter dran seien, die dazu nicht fähig sind. Depressive Menschen seien nicht der Gefahr ausgesetzt, sich selbst zu belügen, sie nehmen wahr, was andere gekonnt ausblenden, sie kennen ihre Grenzen und ihre Möglichkeiten, und sie finden keine Tröstung in falschen Schmeicheleien oder abwiegelnden Selbstberuhigungen. Kranken Depressive an ihrer Ehrlichkeit und ihrem Realitätssinn? U. Nuber meint, diese Frage sei nicht so abwegig. Umgekehrt schreibt man ja auch den Manikern ein messerscharfes Erkennen der Wahrheit, der Schwächen des anderen zu, die er, bar aller sozialen Hemmungen, dann direkt äußert.

Romano Guardini (1987) hat den melancholisch-depressiv kranken Menschen in große Nähe zur göttlichen Erfahrung gerückt und damit die tiefe Erlebnisfähigkeit, die Tiefe der Empfindungsfähigkeit auch im religiösen Erleben gemeint. In ähnliche Richtung geht Volker Friedrich(1991), wenn er die Melancholie als ein Leiden an der Welt, am Sein, an der Unmöglichkeit eines humanen Daseins, an der Schuldhaftigkeit des Menschen nennt und darauf hinweist, daß man dazu allen Grund haben könne und eben nicht nur psychologische Gründe, sondern politische wie auch philosophische. Dies vergesse die Psychiatrie, ist sein Vorwurf, und er bezeichnet es als Tragik der Psychopathologie und damit der Psychiatrie, daß ein Mensch wirklich an der Welt leiden könne, ohne deshalb schon psychisch krank zu sein, und daß Depressionen mit all ihren Auswirkungen und Erscheinungen oft genug nur ein Symptom dieses An-der-Welt-Leidens seien.

17 Abschlußbemerkung – eine Art Zusammenfassung

Es ging um den depressiv kranken Menschen, um seine Beschwerden und Klagen. Es ging um das Verständnis der Entwicklung in diese Krankheit hinein, wie sie von psychologisch-psychotherapeutischer oder auch von biologischer Seite heute gesehen wird. In der Hauptsache ging es um das Verstehen des depressiv kranken Menschen in seinem depressiv-melancholischen Erleben und um heutige Hilfs- und Behandlungsmöglichkeiten. Daß dabei nicht alles angesprochen werden konnte, daß einige Aspekte vernachlässigt, vielleicht vergessen wurden, sei verziehen; so die Hoffnung des Autors. Schließlich gibt es noch die Literatur zu den einzelnen Unterthemen, die gerade für die Depression in den letzten Jahrzehnten gigantisch angewachsen ist.

Daß in ein solches Buch das Verständnis des Autors von Depression, Melancholie, vom depressiv kranken Menschen, von den am wichtigsten erscheinenden Behandlungsansätzen und -methoden einfließt, ist nicht zu vermeiden. Kritische Psychotherapeuten jeglicher Schule werden dem Autor die Vernachlässigung differenzierter Aspekte und die Vereinfachung von schwierigen Konstrukten vorhalten; Verfechter biologischer Therapiemethoden werden darauf hinweisen, daß neuere Verfahren wie Schlafentzug und Lichttherapie, die der

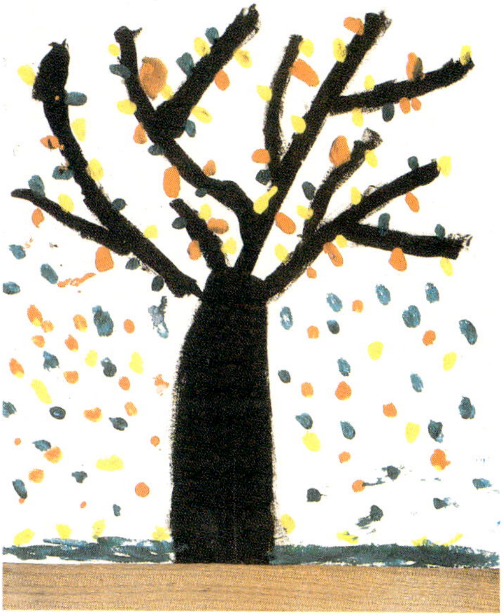

Das Leben ist bunt und kann Spaß machen.

Autor in der eigenen klinischen Praxis durchaus praktiziert, vernachlässigt und nur punktuell erwähnt wurden, daß die Elektrokrampftherapie völlig ausgelassen wurde usw.

Wenn es gelungen ist, Betroffenen und Angehörigen einen Eindruck über das, was heute zur Depression gedacht wird, zu vermitteln, so ist das Hauptziel des Autors erreicht. Wenn die Leserinnen und Leser nun wissen, daß die Depression keine ausweglose Erkrankung ist, sondern daß Hilfe und Heilung möglich sind, dann – so hofft der Autor – werden sie diese Hilfe auch in Anspruch nehmen und damit den ersten Schritt auf dem Weg aus der Depression tun.

Literatur

Akiskal HS, McKinney WT (1975) Overview of depression: Integration of ten conceptual models into comprehensive clinical frame. Arch Gen Psychiatry 31: 285–305

Barg T (1994) Paroxetin-Anwendungsbeobachtung. Manuskript zur internen Fortbildung. PLK Weissenau

Battegay R (1987) Depression. Psychophysische und soziale Dimension, Therapie. 2. Aufl. Huber, Bern Stuttgart Toronto

Beck TA (1967) Depression. Harper & Row, New York

Beck TA, Rush AJ, Shaw BF, Emery G (1981) Kognitive Therapie der Depression. Herausgegeben von M. Hautzinger. Urban & Schwarzenberg, München Wien Baltimore

Birkmayer W, Riederer P (1988) Depression. 4. Aufl. Deutscher Ärzte-Verlag, Köln

Brown GW, Harris T (1978) Social origins of depression: A study of psychiatric disorders in women. Tavistock, London

Burton R (1621) Anatomie der Melancholie. (The anatomy of melancholy, 1. Aufl., Oxford 1621). Übers. nach der 6. verbesserten Auflage 1651. Deutscher Taschenbuch-Verlag, München 1991

CIPS Collegium Internationale Psychiatriae Scalarum (Hrsg). (1986) Internationale Skalen für Psychiatrie. Beltz, Weinheim

Coppen A (1967) The biochemistry of depression. Brit J Psychiatry 113: 1237–1264

Elhardt S (1981) Neurotische Depression. Psychother med Psychol. 31: 10–14

Faust V (1992) Verstimmungszustände, Trauer, Depressionen. Promonta, Hamburg

Faust V, Hole G (Hrsg) (1983) Depressionen. Hippokrates Stuttgart

Faust V, Baumhauer H, Hole G, Wolfersdorf M (1989 2. A.) Depressionsfibel. 2. Aufl. Fischer, Stuttgart New York

Felber W (1993) Rezidivprophylaxe affektiver Erkrankungen mit Lithium. Roderer, Regensburg

Fichter MM (Hrsg) (1990) Verlauf psychischer Erkrankungen in der Bevölkerung. Springer, Berlin Heidelberg New York

Fichter M M, Witzke W (1990) Affektive Erkrankungen. In: Fichter MM (Hrsg), Verlauf psychischer Erkrankungen in der Bevölkerung. Springer, Berlin Heidelberg New York, S 112–144

Finzen A (1988) Der Patientensuizid. Psychiatrie-Verlag, Bonn

Friedrich V (1991) Melancholie als Haltung. Gatza, Berlin

Guardini R (1987) Vom Sinn der Schwermut. Matthias-Grünewald (Tobor-Taschenbücher Bd 130), Mainz

Guy W (1976) EGDEM Assessment Manual. National Institute of Mental Health, Rockville, MD, USA

Hellwig A, Schoof M, Wenglein E (1993) Lehrbuch Psychosomatik und Psychotherapie für Krankenpflegeberufe. Vandenhoeck & Ruprecht, Göttingen Zürich

Hole G (1991) Vorlesungsschemata. Studentischer Blockunterricht in Psychiatrie, Sommersemester 1991. Unveröff. Vorlesungsmanuskript, Weißenau

Kasper S et al. (1994) Depressive Störungen: Erkennen und Behandeln. Ein Leitfaden für Ärzte. Karger, Basel

Kielholz P, Hole G (1986) Depressionen. In: Müller C (Hrsg) Lexikon der Psychiatrie. Springer, Berlin Heidelberg New York

Kuiper PC (1991) Seelenfinsternis. Die Depression eines Psychiaters. Fischer, Frankfurt

Laux G (1992) Pharmakopsychiatrie. Fischer, Stuttgart Jena

Lehmann A, Lehle B (1993) Depressionen... Und was man dagegen tun kann. Lambertus, Freiburg

Linde O K (Hrsg) (1988) Pharmakopsychiatrie im Wandel der Zeit. Erlebnisse und Ergebnisse. Tilia, Klingenmünster

Mauthe JH, Kruckenberg-Batemann I (Hrsg) (1993) Psychotherapie und Psychiatrie. Vereinsverlag, Königslutter

Müller C (Hrsg) (1986) Lexikon der Psychiatrie. Springer, Berlin Heidelberg New York

Möller HJ (Hrsg) (1993) Therapie psychiatrischer Erkrankungen. Enke, Stuttgart
Möller HJ, Kissling W, Stoll KD, Wendt G (1989) Psychopharmakotherapie. Kohlhammer, Stuttgart Berlin Köln
Nissen D (1983) Depressionen im Kindes- und Jugendalter. In: Faust V, Hole G (Hrsg) (1983) Depressionen. Hippokrates Stuttgart, S 55–61
Nuber U (1991) Die verkannte Krankheit Depression. Kreuz, Zürich
Pöldinger W, Reimer C (Hrsg) (1993) Depressionen. Therapiekonzepte im Vergleich. Springer, Berlin Heidelberg New York.
Rogers CR (1973) Die klientenzentrierte Gesprächspsychotherapie. Kindler, München
Schildkraut JJ (1965) The catecholamine hypothesis of affective disorders: A review of supporting evidence. Am J Psychiatry 122: 509–522
Seligman MEP (1975) Helplessness. Freeman, San Francisco
Seligman MEP (1979) Erlernte Hilflosigkeit. Urban & Schwarzenberg, München Wien Baltimore
Staab HJ, Ludwig M (1993) Depression bei Tumorpatienten. Thieme, Stuttgart New York
Tellenbach H (1961) Melancholie. Springer, Berlin Heidelberg
Tellenbach H (1974) Melancholie. 2. Aufl. Springer, Berlin Heidelberg New York
Wedler H, Welz R, Wolfersdorf M (Hrsg) (1992) Therapie bei Suizidgefährdung - Ein Handbuch. Roderer, Regensburg
Woggon B, Wolfersdorf M (1993) Empfehlungen für die Behandlung von Depressionen. In: Pöldinger W. Reimer C (Hrsg) Depressionen. Therapiekonzepte im Vergleich. Springer, Berlin Heidelberg New York, S 157–192
Wolfersdorf M (1989) Suizid bei stationären psychiatrischen Patienten. Roderer, Regensburg
Wolfersdorf M (1992 a) Hilfreicher Umgang mit Depressiven. Hogrefe Verlag für Angewandte Psychologie, Stuttgart, Göttingen
Wolfersdorf M (1992 b) Depressives Kranksein. Verstehen und Behandeln. Quintessenz, München
Wolfersdorf M (1993) Leitfaden zur Diagnostik und Therapie bei depressiven Erkrankungen in der allgemeinärztlichen Praxis. In: Pöldinger W, Reimer Ch (Hrsg) Depressionen. The-

rapiekonzepte im Vergleich. Springer, Berlin Heidelberg New York, S 193–218

Wolfersdorf M, Grünewald E, Bahnmüller J, König F, Nagel I, Wieskirchen P (1993 a) Psychotherapeutische Arbeit auf Depressionsstationen: Erfahrungen mit der Konzeption »Depressionsstation« für stationär behandlungsbedürftige depressiv Kranke. In: Mauthe JH, Kruckenberg-Batemann I (Hrsg) Psychotherapie und Psychiatrie. Vereinsverlag, Königslutter, S 72–100

Wolfersdorf M, Hole G, Kopittke W (1993 b) Ausgewählte psychische Störungen. In: Blattner J, Gareis B, Plewa A, 1993, Handbuch der Psychologie für die Seelsorge. Bd. 2. Patmos, Düsseldorf, S 21 - 106

Zerbin-Rüdin E (1987) Affektive Psychosen. Genetik. In: Kisker KP et al (Hrsg) Psychiatrie der Gegenwart V. Affektive Psychosen. Springer, Berlin Heidelberg New York, S 137–164

Anhang

Depressionsstationen (Stand Februar 1994)

Die Behandlung eines depressiv kranken Menschen ist grundsätzlich in jeder Klinik für Psychiatrie und Psychotherapie möglich. Eine Depression ist eine psychische Erkrankung und sollte an dem Ort, in der Institution und von denjenigen Personen behandelt werden, die aufgrund der institutionellen Gegebenheiten sowie ihrer fachlichen Kompetenz (Arzt für Psychiatrie, Arzt für Psychiatrie und Psychotherapie, Nervenarzt - Psychotherapie, klinischer/e Psychologe/in mit Psychotherapiekompetenz) für depressiv Kranke geeignet sind. Bei der Entscheidung, in eine Klinik zu gehen, sollte man sich orientieren:

- an ausgewiesener Kompetenz für die Depressionsbehandlung,
- an der Möglichkeit zur psychiatrisch-medizinischen Mitbehandlung,
- am Angebot psychotherapeutischer Betreuung,
- an ausreichender pflegerischer Fürsorge und Versorgung,

- an einer nichtideologisch einseitigen Orientierung des Hauses, so daß sowohl biologisch-medizinische als auch psychologische Maßnahmen zur Anwendung kommen.

Am besten ist es, Sie als Betroffene/r und/oder Angehörige beraten sich mit ihrem Hausarzt und/oder Psychiater, welche Einrichtung für Sie in Frage kommt. Die Behandlung schwer- und schwerstdepressiv kranker Menschen muß auf alle Fälle in psychiatrisch-psychotherapeutischen Einrichtungen stattfinden, eine Behandlung z. B. auf der inneren Abteilung eines Allgemeinkrankenhauses oder auf einer neurologischen Abteilung kann nur als Notbehelf und vorübergehend in Betracht kommen. Daneben gibt es »Depressionsstationen«, die sich, als Stationen in einem üblichen psychiatrischen Krankenhaus oder an einer psychiatrischen Universitätsklinik, ganz auf die stationäre Behandlung depressiv kranker Menschen spezialisiert haben. Die Tendenz zur Einrichtung derartiger Spezialstationen setzt sich fort, so daß in wenigen Jahren ausreichend Depressionsstationen zur Versorgung der Gesamtbevölkerung zur Verfügung stehen werden. Derzeit bestehen an folgenden psychiatrischen Einrichtungen (psychiatirsche Landeskrankenhäuser, Bezirkskrankenhäuser, Nervenkliniken) in *Deutschland* Depressionsstationen:

- Psychiatrisches Landeskrankenhaus Weissenau (88214 Ravensburg-Weissenau, Weingartshofer Str. 2),
- Psychiatrisches Landeskrankenhaus Reichenau (78477 Reichenau, Postfach 300),
- Psychiatrisches Landeskrankenhaus Zwiefalten (88529 Zwiefalten, Postfach 40,

- Bezirkskrankenhaus Günzburg (89312 Günzburg, Postfach),
- Rheinische Landesklinik Bedburg-Hau (47533 Kleve, Nassauer Allee 83),
- Psychiatrische Klinik Ingolstadt (8049 Ingolstadt, Krumeauer Str. 25)
- Nervenklinik Haldensleben (39340 Haldenslben, Kiefholzstr. 4),
- Christliches Krankenhaus Quakenbrück (49010 Quakenbrück),
- Niedersächsisches Landeskrankenhaus Wehnen (26160 Bad Zwischenahn)
- Niedersächsisches Landeskrankenhaus Osnabrück (49010 Osnabrück, Postfach 2080),
- Stiftung Tannenhof, Psychiatrische Klinik, Remscheid (42899 Remscheid, Remscheider Str. 76),
- Nervenklinik Teupitz (15755 Teupitz);

An der Psychiatrischen Universitätsklinik Heidelberg existiert ebenfalls eine teilstationäre Einheit für depressiv Kranke.

Im Jahr 1994 werden noch eine Depressionsstation eröffnet am:

- Bezirkskrankenhaus Haar (85540 Haar, Vockestr. 72),
- Bezirkskrankenhaus Gabersee (83513 Reitmeuring-Wasserburg),
- Landesfachkrankenhaus Hildburghausen (98646 Hildburghausen).

Geplant sind weiterhin Depressionsstationen an den Bezirkshäusern Augsburg bzw. Landshut.

- In der *Schweiz* bestehen zwei Depressionstationen: an der Psychiatrischen Universitätsklinik in Basel (CH-4025 Basel, Wilhelm-Klein-Str. 27),
- an der Klinik La Métairie, in Nyon am Genfer See.

Die Einweisung in eine psychiatrische Einrichtung zur Depressionsbehandlung erfolgt üblicherweise über den Hausarzt zw. Psychiater in Krisensituationen (z. B. suizidale Krise, Zustand nach Suizidversuch, akute wahnhafte Depression usw.); selbstverständlich kann jeder diensthabende Arzt einen Patienten direkt einweisen. Einweisungen auf Depressionsstationen sollten voher mit den dortigen Leitern abgesprochen werden.

Die wichtigsten Antidepressiva, Neuroleptika, Tranquilizer und Hypnotika

(Auswahl nach Laux 1992)

Die Indikation für *Antidepressiva* sind depressive Zustände, wobei Antidepressiva auf Symptome der Depression wie herabgesetzte Stimmung, depressive Verstimmung, Unruhe oder Hemmung, Ängstlichkeit, Schlaf-, Appetit- und Libidostörungen wirken. Sogenannte *Neuroleptika* wirken in erster Linie auf psychotische Symptome wie Wahn, Halluzinationen, Beziehungsideen, aber auch auf Unruhezustände, Erregung, Schlafstörungen. *Tranquilizer* und *Hypnotika* werden als Beruhigungs- bzw. Schlafmittel, zur Sedierung, zur Angstlösung, zur Schlafherbeiführung eingesetzt. In den folgenden Tabellen sind die am häufigsten verwendeten Substanzen aufgelistet. Hierzu noch einige kurze Erklärungen:

In der Übersicht zu den Antidepressiva ist mit Hilfe von Pluszeichen (+) das Ausmaß der anfänglichen Sedierung, Dämpfung und Beruhigung von Unruhe und Ängstlichkeit aufgelistet. Antidepressiva ohne Pluszeichen haben keine dämpfende Wirkung. Dies gilt auch in der Übersicht zu den Neuroleptika. »Anticholinerg« bedeutet das Ausmaß der zu erwartenden anticholinergen Nebenwirkungen, im wesentlichen Mundtrockenheit, Sehstörungen, Störungen beim Wasserlassen. Bei den Neuroleptika wird der Begriff »antipsychotische Potenz« angeführt; die Zahl der Pluszeichen zeigt an, wie gut die betreffende Substanz in den entsprechenden Dosierungen gegen Symptome wie Wahn, Halluzination, paranoide Ideen wirksam ist. Bei den Tranquilizern und Hypnotika sind als Wirkungsschwerpunkte Sedierung und Angstlösung aufgeführt, wobei die Abkürzungen »mittellang wirksam« bzw. »lang wirksam« als Hinweis zu werten sind, wie lange eine Substanz im Blut ist und ob bei einer Substanz auch am nächsten Morgen noch sedierende Effekte zu erwarten sind.

Tabelle 1. Antidepressiva (TZA, TEZA, SSRI, RIMA) Auswahl für den Hausarzt wichtiger Substanzen.

Generic	Handelsname Deutschland	Initial sedierend	anticholinerg	übliche Tagesdosis in mg
Trizyklische Antidepressiva (TZA)				
Amitriptylin	z. B. Saroten	+++	+++	75–225
Amitriptylinoxid	Equilibrin	+++	+++	60–180
Clomipramin	Anafranil	+	++	75–225
Dibenzepin	Noveril	+	+	240–720
Doxepin	z. B. Aponal	+++	++	100–300
Lofepramin	Gamonil	+	+	70–210
Nortriptylin	Nortrilen	–	++	75–225
Trimipramin	Stangyl	+++	++	100–300
Tetrazyklische Antidepressiva (TEZA)				
Maprotilin	z. B. Ludiomil	++	+	75–225
Mianserin	z. B. Tolvin	+++	–	30–180
Selektive Serotonin-Wiederaufnahme-Hemmer (SSRI)				
Fluvoxamin	Fevarin	–	–	100–300
Fluoxetin	Fluoxetin	–	–	20– 40
Paroxetin	z. B. Seroxat	–	–	20– 40
Reversible MAO-A-Hemmer (RIMA)				
Moclobemid	Aurorix	–	–	300–600

(+) geschätztes Ausmaß initial sedierender Wirkung bzw. anticholinerger Nebenwirkung; geringe bzw. keine Sedierung (–) wird von anderen Autoren auch als aktivierend beschrieben (nach Laux 1992, mod.).

Tabelle 2. Neuroleptika – Auswahl für den Hausarzt wichtiger Substanzen.

Generic	Handelsname Deutschland	Initial sedierend	anticholinerg	übliche Tagesdosis in [mg]
Butyrophenone und Diphenylbutylpiperidine				
Benperidol	Glianimon	–	+++	3– 45
Bromperidol	z. B. Tesoprel	–	+++	5– 20
Haloperidol	z. B. Haldol-Janssen	+	+++	3– 60
Melperon	Eunerpan	++	+	50– 400
Pipamperon	Dipiperon	+++	+	120– 360
Phenothiazine und Thioxanthene				
Chlorprothixen	z. B. Truxal	+++	+	50– 800
Clopenthixol	Ciatyl	+++	++	50– 300
Flupentixol	Fluanxol	+	+++	5– 30
Fluphenazin	z. B. Dapotum	+	+++	30– 40
Levomepromazin	Neurocil	+++	+	75– 600
Perazin	Taxilan	++	++	100– 600
Promethazin	z. B. Atosil	++	+	50–1200
Thioridazin	Melleril	+++	+	75– 700
Triflupromazin	Psyquil	+++	+	50– 300
Zuclopenthixol	Sedanxol	++	++	2– 75
Andere Substanzen				
Clozapin	Leponex	+++	++	75– 700
Sulpirid	z. B. Meresa	–	++	300–1600
Zotepin	Nipolept	++	++	100– 400

nach (Laux 1992).

Tabelle 3. Tranquilizer und Hypnotika – Auswahl.

Generic	Handelsname	Therapeutischer Schwerpunkt	Wirkungsschwerpunkt, Dauer
Alprazolam	Tafil	BZ-Tranquilizer	Sedierung, Anxiolyse, mlw
Bromazepam	z. B. Lexotanil	BZ-Tranquilizer	Sedierung, Anxiolyse, mlw
Chlordiazepoxid	z. B. Librium	BZ-Tranquilizer	Sedierung, Anxiolyse, mlw
Clobazam	Frisium	BZ-Tranquilizer	Sedierung, Anxiolyse, mlw
Diazepam	z. B. Valium	BZ-Tranquilizer	Sedierung, Anxiolyse, mlw
Lorazepam	z. B. Tavor	BZ-Tranquilizer	Anxiolyse. Sedierung, mlw
Oxazepam	z. B. Adumbran	BZ-Tranquilizer	hypnotisch, Sedierung, mlw
Clonazepam	Rivotril	BZ-Antiepilepletikum	antikonvulsiv
Tetrazepam	Musaril	BZ-Muskelrelaxantium	relaxierend
Flunitrazepam	z. B. Rohypnol	BZ-Hypnotikum	hypnotisch, Sedierung, mlw
Flurazepam	z. B. Dalmadorm	BZ-Hypnotikum	hypnotisch, Sedierung, mlw
Nitrazepam	z. B. Imeson	BZ-Hypnotikum	hypnotisch, Sedierung, mlw
Zolpidem	z. B. Stilnox	Hypnotikum	hypnotisch
Zopiclon	Ximovan	Hypnotikum	hypnotisch
Johanniskraut +Baldrian	Sedariston	Phytopharmakon	Sedierung, Anxiolyse
Baldrian	z. B. Valdispert	Phytopharmakon	Sedierung, Anxiolyse
Buspiron	Bespar	Tranquilizer	Sedierung, Anxiolyse
Opipramol	Insidon	Tranquilizer (TZA)	Sedierung, Anxiolyse
Chloralhydrat	Chloraldurat	Hypnotikum	Anxiolyse, hypnotisch

BZ Benzodiazepin; *TZA* Trizyklisches Antidepressivum; *mlw* mittellang wirksam; *lw* lang wirksam (nach Laux 1992, mod.).